Buddhas kostbare Geschenke an dich

Thomas Hohensee

Buddhas KOSTBARE GESCHENKE an dich

Die wahre Kraft von Meditation und Achtsamkeit entdecken

Lotos

Sollte diese Publikation Links auf Webseiten Dritter enthalten, so übernehmen wir für deren Inhalte keine Haftung, da wir uns diese nicht zu eigen machen, sondern lediglich auf deren Stand zum Zeitpunkt der Erstveröffentlichung verweisen.

MIX
Papier aus verantwortungsvollen Quellen
FSC® C014889

Penguin Random House Verlagsgruppe FSC® N001967

Erste Auflage 2022

in der Penguin Random House Verlagsgruppe GmbH,
Neumarkter Straße 28, 81673 München

Redaktion: Ralf Lay
Umschlaggestaltung: Guter Punkt, München
Umschlagmotive: © yuliana_s/AdobeStock;
© pharut/iStock/ Getty Images Plus
Satz: Satzwerk Huber, Germering
Druck und Bindung: Friedrich Pustet, Regensburg
ISBN 978-3-7787-8300-9

www.Integral-Lotos-Ansata.de
www.facebook.com/Integral.Lotos.Ansata

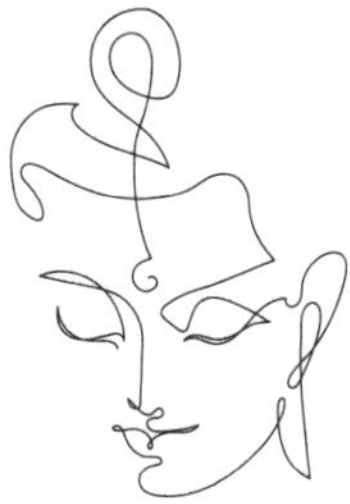

Inhalt

Kostbare Geschenke

Das Geschenk der Meditation

Probleme mit dem Geschenk der Meditation

Das Geschenk der Achtsamkeit

Probleme mit dem Geschenk der Achtsamkeit

Weitere Geschenke

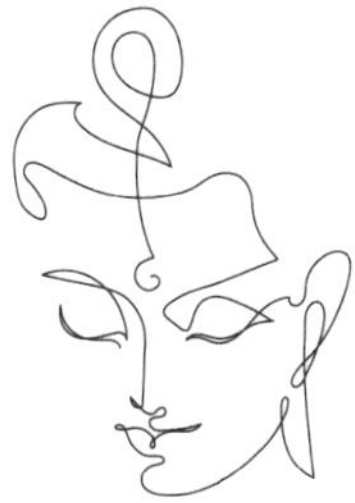

Kostbare Geschenke

Buddhas höchstes Ziel

Buddha verfolgte das höchste Ziel, eines, das vor ihm kaum jemand erreicht hatte. Er wollte einen inneren Frieden finden, der durch nichts zu erschüttern ist.

Tatsächlich gelang es ihm, sein Ziel zu verwirklichen.

Anschließend machte er uns allen kostbare Geschenke, indem er genau beschrieb, wie dieser außergewöhnliche innere Frieden, dieses unvergleichliche Glück für jeden zu finden ist.

Zwei Geschenke ragen besonders hervor: Meditation und Achtsamkeit.

Sie sind inzwischen so populär, dass viele davon gehört haben. Leider steht die Verbreitung dieser Begriffe in keinem Verhältnis zu ihrer praktischen Nutzanwendung.

Die wenigsten meditieren. Diejenigen, die es tun, empfinden es oft als lästige Pflicht, nicht als Geschenk.

Es scheint ihnen wenig zu helfen, den beständigen inneren Frieden zu finden, von dem Buddha sprach. Sie meditieren und sind trotzdem häufig gestresst. Wie kommt das?

Ähnlich verhält es sich mit der Achtsamkeit. Viele verstehen darunter nur noch Übungen wie Traubenessen in Zeitlupe oder betont langsames Gehen im Garten eines Retreatcenters. Ihr Alltag bleibt davon weitgehend unberührt. Achtsamkeit dort, Stress hier. Die vertraute Hektik verdrängt die kurzzeitig erfahrene Entschleunigung sofort wieder. Was ist aus Buddhas Geschenk der Achtsamkeit geworden? Warum verfehlt es so oft sein Ziel?

Zu meditieren und achtsam zu sein macht nur Sinn, wenn es auf Buddhas höchstes Ziel, das Ende des Leidens, bezogen wird. Wenn beim Meditieren der Körper schmerzt oder man nur darauf wartet, endlich die zahlreichen Pflichten erledigen zu können, die draußen warten, so ist das in höchstem Maße widersinnig.

Man braucht weder eine Woche in einem Retreatcenter zu verbringen noch freitags abends einen Yoga-Kurs zu besuchen. Meditation, so wie Buddha sie verstand, ist immer und überall möglich. Sie kostet keinen einzigen Cent und benötigt keinerlei Hilfsmittel.

Dasselbe gilt für Achtsamkeit. Sie besteht nicht aus einer Reihe von Übungen. Wer zu bestimmten, extra reservierten Zeiten Achtsamkeit übt und die übrige Zeit im gewohnten Stress verbringt, hat etwas Grundsätzliches nicht verstanden und das Geschenk der Achtsamkeit noch nicht wirklich angenommen.

Was ich in diesem Buch schreibe, erschüttert vielleicht den einen oder anderen lieb gewonnenen Glauben über Meditation, Achtsamkeit, Buddha oder Buddhismus.

Bedenke jedoch stets, worum es Buddha ging: Befreiung vom Leiden. Frag dich, ob du frei von Kummer und Schmerz bist. Wenn nicht, hast du allen Grund, einige der Überzeugungen, an denen du hängst, zu ändern.

Du selbst weißt am besten, wie es in deinem Herzen aussieht. Mach dir dabei nichts vor. Stell alles auf den Prüfstand, was deinem Glück entgegensteht: Gedanken, Emotionen, Verhaltensweisen, Überzeugungen, Gewohnheiten und äußere Umstände.

Achtsamkeit ist das beste Mittel dafür – und das einzige; denn ohne sie bleiben dir deine unbewussten Strebungen verborgen, selbst dann, wenn sie dir schaden.

Du kannst alles selbst herausfinden: was dir guttut und was schädlich für dich ist. Du musst es sogar. Niemand kann dir diese Arbeit abnehmen.

Der wahre Test für Buddhas Lehre ist der normale Alltag. Zeigen sich hier die Früchte der Meditation?

Bewähren sich die Bemühungen um Achtsamkeit mitten im Stress? Wenn nicht, was ist beides dann wert? Das höchste Ziel, das Buddha in Aussicht stellte, unvergleichlicher innerer Frieden, bleibt unter solchen Umständen in weiter Ferne.

Buddhas kostbare Geschenke warten darauf, dass du sie auspackst und jederzeit benutzt. Sie sind nicht für besondere Gelegenheiten gedacht, sondern sollen jeden Augenblick deines Lebens bereichern.

Nur zwei Themen

Buddha mangelte es weder an Esprit noch an Bildung. Sicherlich wäre er ein amüsanter und kenntnisreicher Gesprächspartner gewesen. Doch er beschränkte sich nach seiner Erleuchtung auf zwei Themen: das Leiden und wie man es überwindet. Wenn man will, kann man darin ein einziges Thema oder auch vier sehen. Vier, weil er später seine Lehre in vier Wahrheiten zusammenfasste: die vom Leiden, von dessen Entstehen und Vergehen und vom Weg, der zum Freisein vom Leiden führt. Ein einziges Thema, weil bei allem, was er lehrte, die Befreiung von Kummer und Verzweiflung, von Schmerz und Elend im Zentrum stand.

Zu sagen, Buddha habe nur über das Leiden gesprochen, wäre unzutreffend. Viele Menschen klagen über ihre Probleme, die damit verbundenen leidvollen

Gefühle und wie schwer sie es im Leben haben. Zu diesen gehörte Buddha nicht. Derlei Klagen sowie die Vorherrschaft negativer Gefühle hatte er hinter sich gelassen. Das Leiden war lediglich der Ausgangspunkt seiner Lehre, nicht jedoch ihr Ziel. Deshalb ist alles, was Schmerz und Leid vergrößert, Buddhas Lehre wesensfremd. Eigentlich eine Selbstverständlichkeit, aber wir werden sehen, dass selbst BuddhistInnen manchmal den Ausgangspunkt mit dem Ziel verwechseln und vom rechten Weg abkommen.

Es ist modern geworden, Glück als Buddhas Ziel anzusehen. Das Wort »Leiden« ist unbeliebt, und viele möchten es am liebsten gar nicht mehr erwähnen. Es klingt so negativ. Positiv zu denken ist in. »Don't worry, be happy«, »Keep smiling«: So lauten die Schlagworte unserer Zeit. Die Hinwendung zur Positiven Psychologie wird gefeiert, nachdem die Psychologie sich allzu lange mit Depressionen und Ängsten beschäftigt hat. Glücklich sein, sich wohlfühlen, Dankbarkeit empfinden, die Freuden genießen, Gutes tun, sogar achtsam sein und meditieren: Das steht heute auf dem Programm der PsychologInnen, und die Ratgeberliteratur hat mitgezogen.

Ich bekenne mich schuldig, wenn auch nicht wirklich. Zwar spreche auch ich oft von Gelassenheit, Glück und Liebe, aber es ist mehr ein Zugeständnis an den Zeitgeist. Nachdem ich wie viele andere versucht habe, mein persönliches Leiden ein für alle Mal loszuwerden, musste ich einsehen, dass beides zusammengehört: Glück und Leid. Wenn man keinen Weg findet, mit Verlusten, mit Schmerzen und all den anderen leidvollen Dingen dieser Welt umzugehen, wird man niemals wirklich glücklich sein. Im Gegenteil: Das Leiden droht einen aufzufressen. Wie viele werden zunehmend zynisch, pessimistisch und verzweifelt!

Es ist richtig, nicht nur über Depressionen, Ängste und Aggressionen zu sprechen. Aber es ist falsch, dies überhaupt nicht mehr tun zu wollen. Damit schafft man die unangenehmen Dinge nicht aus der Welt. Vielmehr verhält man sich wie ein kleines Kind, das sich die Hand vor die Augen hält, damit das Unerwünschte aus dem Blickfeld verschwindet. Doch so entsteht nur eine Illusion. Hinter der Hand bleiben die Dinge, wie sie sind.

Betrachtet man die Positive Psychologie als eine Ergänzung zur Psychologie der emotionalen Störungen, entsteht daraus ein Ganzes. Versucht man, sie an ihre Stelle zu setzen, kippt man von einem Extrem ins andere. Mag sein, dass dieser Schritt nötig ist, bevor man die Einheit der Gegensätze aushalten kann. Von der These über die Antithese zur Synthese: Vielleicht ist die noch junge Wissenschaft der Psychologie also jetzt bei der Antithese angekommen.

Doch Glück als Buddhas Ziel anzusehen wäre genauso verkehrt, wie das Leiden in den Mittelpunkt zu stellen. Der Schlüssel zum Glück liegt im Umgang mit dem Leid. In der Gegenwart des Schmerzes frei von Depression, Angst oder Ärger zu sein war das Anliegen Buddhas. Anders als andere leugnete er nicht das Negative, das Unerfreuliche oder die Probleme. Doch sich über sie erheben, sich von ihnen innerlich befreien zu können: Das ist das große Versprechen der Lehre Buddhas.

Buddhas Weg

Wer glaubt, Buddha habe ein leichtes, bequemes Leben gehabt, weiß wenig über seine Biografie oder hat eine Beschreibung seines Lebens gelesen, in der Mythen gepflegt wurden.

Richtig ist, dass Buddha als der Sohn eines Königs in eine luxuriöse Umgebung hineingeboren wurde. Allerdings darf man sich die damaligen Verhältnisse nicht allzu angenehm vorstellen. Verglichen mit einem durchschnittlichen Leben in der westlichen Welt heute nahm sich das Leben eines Königs auf dem indischen Kontinent vor 2500 Jahren bescheiden aus. Der bedeutsamste Unterschied lag in seiner Machtfülle. Was den Lebensstandard betrifft, haben wir es heute jedoch besser.

Wenn du einmal eine mittelalterliche Burg oder ein jahrhundertealtes Schloss in Deutschland besucht hast, ist dir vielleicht die Abwesenheit von Bädern oder einer Zentralheizung aufgefallen. Sollte etwas davon vorhanden sein, gehörte es jedenfalls nicht zur Originalausstattung. Derlei Komfort war noch vor wenigen Jahrhunderten auch für den Adel unbekannt. Es musste in umständlichen Prozeduren ein Bad oder ein Kaminfeuer bereitet werden. Das ging zwar über das seinerzeit Übliche hinaus, darf aber nicht mit dem verwechselt werden, was für heutige Wohnungen Standard ist.

Auch der Speiseplan ließ vieles vermissen, was wir heute als selbstverständlich betrachten, wie Ananas, Orangen, Feigen, Schokolade, Fleisch und Fisch aller möglichen Sorten, Wurst, Käse, diverse Getreide und was man heute noch in den großen Supermärkten finden kann. Allerdings hat man dann keinen Koch dafür. Das ist einer der Unterschiede zu einem König.

Buddha sprach später davon, dass er als Kind verwöhnt wurde, sehr verwöhnt. Das Leben wurde ihm so bequem wie möglich gemacht. Trotzdem gelang es ihm nicht, sein Dasein zu genießen. Er war zunehmend unglücklich; denn es war ihm trotz aller schützenden Vorkehrungen nicht entgangen, wie hart das Leben besonders außerhalb des Palastes war. Was Buddha aber vor allem beunruhigte, war die Tatsache, dass auch Könige krank werden, altern und sterben. Ein Leben, an dessen Ende der Tod steht, schien ihm beängstigend und deprimierend.

Geht es nicht vielen Menschen heute genauso? Fragt sich nicht jede und jeder irgendwann, ob die menschliche Existenz vielleicht sinnlos ist? Ob sich die Anstrengungen lohnen? So viel Leid in der Welt: Was soll das?

Solche Fragen brannten dem jungen Siddhartha unter den Nägeln und ließen ihm keine Ruhe mehr. Deshalb machte er sich mit 29 Jahren auf die Suche nach Antworten, besser noch nach einem Ausweg aus der allgemeinen menschlichen Misere. Tatsächlich war sein Streben von Erfolg gekrönt. Nach sechs Jahren intensiven Forschens war er erleuchtet, erwacht aus den Illusionen und dem Halbschlaf, in dem sich die allermeisten Menschen befinden.

Was sind deine bisherigen Vorstellungen von Buddha? Glaubst du, dass er ein Religionsgründer, vielleicht sogar ein Gott war? Oder ein Heiliger, ein Lebenskünstler oder ein Philosoph? Es existieren so viele Irrtümer über Buddha, dass wir wenigstens die gröbsten aufklären wollen.

Tatsache ist, dass Buddha als Mensch namens Siddhartha Gotama geboren wurde und im Alter von etwa achtzig Jahren starb. Was das angeht, war er also ein Normalsterblicher. Aber was heißt normal? Es ist normal, von der Geburt bis zum Tod den größten Teil des Lebens gestresst zu sein, geplagt von Schmerzen, Verlusten, Kummer, Sorgen, Zukunftsängsten, leidvollen Erinnerungen an die Vergangenheit, gegenwärtigen Problemen, Emotionen, die einen zu überwältigen drohen, ernsten Konflikten in der Familie, am Arbeitsplatz, mit Nachbarn und FreundInnen: Die Liste ist schier endlos.

In diesem Sinne war Buddha nicht normal, jedenfalls nicht mehr nach seiner Erleuchtung, seinem Erwachen, seiner Ankunft im Nirwana oder wie immer man seine innere Verwandlung nennen will. Kummer, Sorgen und all die anderen Dinge, die einem das Leben versauern, konnten ihm fortan nichts mehr anhaben. Üblich ist das nicht, sondern ganz und gar außergewöhnlich. So sehr, dass sich die Kunde von einem, der das Glück, die Gelassenheit, die Liebe, die Freiheit vom Leiden gefunden hatte, in der gesamten Region herumsprach. Es setzte ein zunehmender Zulauf zu Buddha und der von ihm gegründeten Gemeinde ein, der bis heute anhält.

Am menschlichen Leiden hat sich nichts geändert. Die Fragen, die Siddhartha keine Ruhe ließen, sind weiter akut. Sie stellen sich jedem Menschen erneut. Es ist das Rätsel schlechthin: Wie kann man in dieser Welt, die so viel Probleme mit sich zu bringen scheint, innere Ruhe finden?

Was Buddha begründet hat, war eine Lehre, eine konkrete Anleitung zur Befreiung vom Leiden. Er hinterließ nach seinem Tod sein Vorbild, seine Lehrreden und eine Gemeinschaft von Menschen, die dasselbe Ziel erreichen wollten wie er.

Was daraus wurde, steht auf einem anderen Blatt.

Buddhismus heute

Wenn Buddha keine Religion begründet hat, warum gilt der Buddhismus dann heute als eine der Weltreligionen? Wenn Buddha kein Gott war, warum wird er dann als einer verehrt? Die letzte Frage stellte sich Buddha auch. Noch zu seinen Lebzeiten begann ein Verehrungskult um seine Person. Zwar gab es noch keine kleinen oder lebensgroßen Skulpturen von ihm zu kaufen, aber immer wieder begegneten ihm Menschen, die ihn anhimmelten.

Buddha nahm dies, wie stets, gelassen. Doch er tat so viel wie möglich, um solchen Fehlvorstellungen von ihm entgegenzutreten. Er sagte beispielsweise, man verehre ihn am besten dadurch, dass man seinem Beispiel folge. Wer sich wie er vom Leiden befreie, erreiche das höchstmögliche Ziel. Außerdem verglich er seine Lehre mit einem Floß. Man brauche es, um den Fluss zu überqueren, nicht jedoch, um es sich anschließend auf den Kopf zu binden. Der

Zweck bestehe im Übersetzen ans andere Ufer, nicht im Herumtragen. Deutlicher kann man es eigentlich nicht sagen.

Was nach seinem Tod geschah, konnte Buddha nicht verhindern. Obwohl er seine Lehre als eine der Selbsterlösung konzipierte, vertreten bestimmte Schulen des Buddhismus heute den Gnadenweg. Eine äußere Kraft müsse dafür sorgen, dass das menschliche Leiden ende. Während Buddha verkündete, dass er sich zu religiösen Themen nicht äußere, und Fragen nach dem Weiterleben ablehnte, verheißen einige buddhistische Richtungen ein außerirdisches Paradies.

Buddha wäre darüber nicht glücklich, es würde ihn aber auch nicht bekümmern; denn noch immer ist es jedem, der es wirklich will, möglich, das authentische Ziel seiner Lehre zu verwirklichen, nämlich die selbstständige Befreiung vom Leiden bereits in diesem Leben. Niemand braucht auf einen Erlöser oder auf das Jenseits zu warten.

Doch ist dieser Ansatz nicht zu radikal? Darf man den Menschen den Glauben an die Götter beziehungsweise an ein Paradies nehmen? Buddha hat weder die Existenz von Göttern noch die eines Paradieses bestritten. Wer daran glauben möchte, kann dies selbstverständlich tun. Nur war dergleichen nicht Gegenstand von Buddhas Lehre.

Was die Radikalität seiner Ansichten angeht, darf man sich keine Illusionen machen. Buddha stellte das indische Kastensystem infrage. Er nahm Angehörige aller Kasten, selbst der niedrigsten, in seine Gemeinschaft auf. Das machte die Hinwendung zu seiner Lehre für diese Schichten attraktiv; denn es war unerhört, dass jemand verkündete, jeder könne, unabhängig von seiner Geburt, sich vom existenziellen Leiden befreien. Die Priester, die die alte Tradition vertraten und selbst der höchsten Kaste angehörten, mochten solche revolutionären Ansichten nicht. Wie weit Buddha seiner Zeit voraus war, sieht man daran, dass das Kastensystem in Indien zwar nach dem Gesetz überwunden ist, in der Lebenswirklichkeit jedoch bis heute nicht.

Dass Buddha Frauen die Möglichkeit einer Erleuchtung ebenso zubilligte wie Männern, war ebenfalls äußerst radikal. Frauen haben es noch heute weltweit schwer, gleichgestellt zu werden. Anders als Buddha erkennen selbst buddhistische Männer ihre buddhistischen Schwestern als Lehrerinnen oft nur mit Mühe an. Die Diskriminierung von Frauen setzt sich leider auch in buddhistischen Gemeinschaften nicht selten fort. Erst in jüngster Zeit sind zahlreiche Fälle von sexuellem und von Machtmissbrauch in buddhistischen Kreisen bekannt geworden. Wenn du die Begriffe »Buddhismus« und »Missbrauch« im Internet eingibst, wirst du auf eine Menge Belege dafür stoßen.

Ist der Buddhismus, besonders hier im Westen, zu so einer Art Wohlfühl-Religion für Wohlhabende mit Wochenend-Retreats und Räucherstäbchen geworden?

An einer zentralen Stelle und sehr ausführlich wird in einer Lehrrede Buddhas die Betrachtung von Leichen auf einem offenen Feld geschildert. Mittellose Tote blieben in Indien einfach auf der Straße liegen beziehungsweise sie wurden an den Rand der Ortschaften befördert, ohne sie zu begraben oder zu verbrennen. Jeder konnte daher den Verfall der Körper beobachten. Die meisten vermieden solche Anblicke jedoch. Anders Buddha! Er lernte, die Tatsache des Todes und der damit verbundenen Umstände auszuhalten. Damit war keine Lust am Tod, keine perverse Befriedigung und keine Verherrlichung des Todes verbunden. Es ging wie immer um Befreiung von allen unangemessenen Geisteszuständen. Der Tod ist nichts, wovor man übertriebene Angst haben müsste, und nichts, das man herbeisehnen sollte. Menschen leben und sterben, das ist alles. Ihr Körper, ihr Denken, Fühlen und Handeln ist Veränderungen unterworfen. Kein Grund, sich zu beunruhigen. Ob man dafür Retreats oder Räucherstäbchen braucht, mag jeder selbst entscheiden.

Nach meinem Eindruck haben viele BuddhistInnen tatsächlich ein entspannteres Verhältnis zu Leben und Tod, auch wenn sie das Leiden vielleicht nicht so radikal überwunden haben wie Buddha. Entscheidend ist dabei, die Geschenke, die Buddha allen Menschen mit seiner Lehre gemacht hat, anzunehmen.

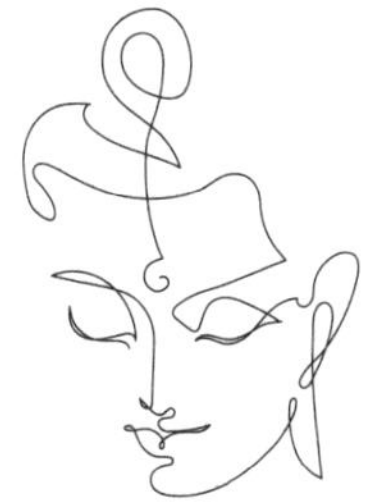

Das Geschenk der Meditation

Was Buddha unter Meditation verstand

Meditation, Achtsamkeit: Wissen wir denn nicht alle längst, was das ist? Haben wir es nicht bereits geübt, vielleicht sogar täglich?

Mag sein. Tatsache bleibt aber, dass die meisten Menschen bis heute nicht wissen, was Buddha wirklich gelehrt hat. Meditation gab es schon vor ihm. Es war nicht seine »Erfindung«, obwohl gerade der meditierende Buddha eine Ikone nicht nur des Buddhismus, sondern der Popkultur geworden ist. Man sieht ihn in der Werbung, in Wohnzeitschriften, Schaufenstern, Restaurants und Cafés. Buddha ist gerade in Großstädten allgegenwärtig.

Meditiert wird auch im Yoga. Buddha war kein Yoga-Lehrer. Er wollte auch keiner sein.

Trotz dieser oberflächlichen Präsenz der buddhistischen Ikonografie wissen die meisten nicht, welche Bedeutung die Meditation in der Buddha-Lehre hat. Oft halten sie Meditation für den Schlüssel zu einem guten Leben. Sie glauben, Buddhas Weg zu folgen, allein indem sie meditieren, und sind dann enttäuscht, wenn es ihnen weder gelingt, dies täglich zu tun, noch, sich von ihrem Stress zu befreien.

Das ist der Stand der Dinge.

Wäre es anders, würde sich dies an einem anderen Zustand der Gesellschaft zeigen. Doch das ist nicht der Fall. Im Gegenteil: Das Leiden erlebt zur Zeit einen neuen Höhepunkt. Daher wäre es sehr zu begrüßen, wenn mehr Menschen die Geschenke Buddhas annähmen.

Wer beginnt, sich für Meditation zu interessieren, stößt schnell auf ein schier unübersehbares Angebot an Meditationsarten. Wofür soll man sich entscheiden? Welche Form ist die beste? Welcher Lehrer kennt sich am genauesten aus? Vielleicht immer noch Buddha selbst?

Die Zahl der Meditationsarten täuscht darüber hinweg, dass es im Kern stets um dasselbe geht. Die Meditationsobjekte wechseln, die Struktur bleibt gleich. Der amerikanische Wissenschaftler und Arzt Herbert Benson hat sich intensiv mit dem Thema beschäftigt und dabei herausgefunden, dass drei Elemente ausreichen, um die Wirkung der Meditation zu erzielen:

1. irgendetwas, auf das man sich konzentrieren kann, um den Strom der Gedanken zu unterbrechen,
2. eine gelassene Einstellung gegenüber trotzdem auftauchenden Gedanken,
3. etwas Zeit: ungefähr zwölf bis fünfzehn Minuten hintereinander.

Das ist im Grunde genommen alles. Was darüber hinausgeht, ist eigentlich überflüssig.

Was ist nun die Wirkung der Meditation? Nach Ansicht von Benson tritt etwas ein, das er die »Entspannungsreaktion« genannt hat. Sie ist das Gegenteil der Stressreaktion. Häufiger, als uns lieb ist, befindet sich unser Organismus in einem Flucht-oder-Kampf-Modus. Das überreizte Nervensystem registriert Gefahren, wo überhaupt keine sind. Bei vielen ist dieser Zustand chronisch geworden. Sie sind selbst bei kleinsten Anlässen bereit überzureagieren. Es gelingt ihnen nicht mehr, völlig zu entspannen.

Die durch Meditation auslösbare Entspannungsreaktion fährt das ständig angeschaltete und überforderte Alarmsystem endlich einmal herunter. Dadurch treten charakteristische, wohltuende, gesunde Folgen ein:

Der Stoffwechsel reduziert sich,
der Puls verringert sich,
der Blutdruck sinkt,
die Atemfrequenz nimmt ab,
die Hirnaktivität beruhigt sich,
die Aufmerksamkeit verbessert sich,
es wird leichter, Entscheidungen zu fällen,
und vieles mehr.

Das klingt sehr nach einem medizinischen Befund und kommt damit dem Bedürfnis vieler Menschen entgegen, »harte«, wissenschaftliche Fakten hören zu wollen.

Wichtiger ist vielleicht, dass diese Wirkungen der Meditation nicht nur messbar sind, sondern dass sie sich wunderbar anfühlen. Entspannung ist ein weitaus angenehmerer Zustand als Stress. Unter diesem Aspekt erreicht Meditation genau das, was Buddha anstrebte: Befreiung vom Leiden.

Meditation ist damit nicht das, was umgangssprachlich gelegentlich damit gemeint ist: langes, tiefes Nachdenken, sinnende Betrachtung. Lässt man sich auf Bedeutungen wie Kontemplation oder Ähnliches ein, verfehlt man das, was Buddha darunter verstand.

Buddha hat nicht von Meditation gesprochen, sondern von Sammlung. So ist in der Lehrrede von der Achtsamkeit in einem Abschnitt von »rechter Sammlung« die Rede. Vier Stufen der Versenkung werden geschildert. Sie beschreiben einen Zustand zunehmender Gelassenheit. Man muss sich bei der Wortwahl Buddhas bewusst bleiben, dass er lediglich Metaphern benutzt hat. Sammlung oder Vertiefung sind Hinweise auf einen zu erreichenden, fühlbaren Entspannungszustand.

Im Geist oder Bewusstsein existieren weder Stufen noch Vertiefungen. Es gibt nichts zu sammeln.

Buddha standen keine medizinisch-technischen Geräte zur Verfügung, die den Puls, die Atemfrequenz, den Blutdruck oder die Hirnströme messen konnten. Er brauchte solche Geräte auch nicht, weil er innerlich spüren konnte, ob er gestresst oder entspannt war. Nicht nur das, auch der Grad an Entspannung ist spürbar, jedenfalls wenn man darauf achtet und entsprechend übt.

Deshalb sollte man Begriffe wie »tiefe Konzentration«, »Versenkung« oder »Einspitzigkeit des Geistes«, wie sie in der (buddhistischen) Literatur zum Thema Meditation anzutreffen sind, lieber meiden.

Was allein zählt, ist das Gefühl der körperlichen Entspannung und der geistigen Gelassenheit.

Vorübergehende Befreiung

Meditation ist wunderbar, aber sie ist nicht alles. Sie ist *ein* Mittel, aber nicht das Ziel. Sie ist *ein* Mittel, aber nicht das einzige und nicht das wichtigste.

Halte dir stets vor Augen, dass es Buddha um die vollständige, dauerhafte Befreiung vom Leiden ging, nicht um Meditation. Wenn du leidest und dich nicht davon befreien kannst, obwohl du regelmäßig meditierst, hast du den Weg noch nicht gefunden, den Buddha gemeint hat.

Warum bin ich mir so sicher, dass Meditation nicht zum Ziel führt, egal wie oft, wie lange und wie intensiv man meditiert? Weil Buddha es selbst so gesagt hat. Er schildert seinen Weg zur Befreiung so: Nachdem er seine Familie und sein Zuhause verlassen hatte, weil er so unglücklich war und es dort nicht mehr aushielt, begegnete er einem Lehrer, der im Wesentlichen Meditation unterrichtete. Siddhartha war ein gelehriger Schüler und konnte bald besser meditieren als alle anderen. Deshalb bot ihm der Meister an, bei ihm zu bleiben und später seine Schule zu übernehmen. Siddhartha schlug dieses Angebot aus. Zwar hatte er eine gewisse Befreiung von seinem Leiden erfahren, aber nicht in dem Maß, wie er es sich erhofft hatte. Er war überzeugt, dass es noch mehr geben musste. Meditation war für ihn eine zeitweilige Hilfe, aber noch immer litt er unter seinen vorherigen Beschwerden. Aus diesem Grund setzte er seine Suche fort.

Er fand einen anderen Meditationslehrer, der ihm weitere Techniken beibrachte. Wieder merkte Siddhartha, dass diese ihn vorübergehend von seinem Leiden befreiten, jedoch nicht auf Dauer. Obwohl er auch in diesem Fall das Angebot erhielt, die Schule des Meisters zu übernehmen, lehnte er erneut ab. Er wollte mehr.

Ähneln diese Erfahrungen nicht genau denen, die auch heutige Meditierende machen? Häufig merken sie, dass ihnen das Meditieren hilft. Doch sobald sie in ihren Alltag zurückkehren, holen die alten Probleme sie wieder ein. Mitunter glauben sie dann, sie müssten öfter, länger und intensiver meditieren, um weitere Fortschritte zu machen. Aber entweder haben sie nicht die Zeit dafür, oder sie kommen trotzdem auf diesem Weg nicht weiter.

Es gibt etliche Berichte von Meditationsschülern, die sich redlich bemühen, ihre Probleme in den Griff zu bekommen, doch immer wieder scheitern, egal wie sehr sie sich anstrengen. Am Ende geben sie sich selbst die Schuld. Könnte es sein, dass es nicht an ihnen liegt, sondern an der Methode? Kann Meditation das oft gegebene Versprechen, das Bewusstsein zu erweitern und auf wundersame Weise zum Glück zu führen, nicht halten?

Meditation gab es bereits vor dem Buddha. Wäre es das einzige Mittel, das man braucht, um für immer glücklich zu werden und inneren Frieden zu finden, hätte Siddhartha mit Sicherheit eine der ihm angebotenen Meditationsschulen übernommen. Schon aus der Tatsache, dass er dies nicht tat, lässt sich schließen, dass es nicht reicht zu meditieren.

Leider verleiten die vielen Skulpturen, die zeigen, wie Buddha mit voll verschränkten Beinen aufrecht sitzend meditierte, zu der Annahme, es ihm genau auf diese Weise gleichtun zu müssen. Zugegeben, diese Abbildungen haben oft eine schöne Ausstrahlung. Aber sie dürfen nicht darüber hinwegtäuschen, dass dies nur eine Momentaufnahme aus Buddhas Leben ist. Das Wesentliche kann man nicht sehen. Es spielte sich in seinem Inneren ab, und das nicht nur während der Meditation. Deshalb reicht es nicht, sich hinzusetzen und zu erwarten, dass auf diese Weise alle Probleme wie durch ein Wunder verschwinden werden.

Warum hat Buddha trotzdem sein Leben lang meditiert? Warum ist Meditation ein Element seiner Lehre geworden, wenn sie nur einen begrenzten Wert hat?

Man darf nicht den Fehler machen, Meditation zu überschätzen. Man darf aber auch nicht den anderen Fehler begehen, sie zu unterschätzen. Sie ist ein Geschenk, wenn man sie richtig nutzt und von ihr genau das erwartet, was sie einem zu geben vermag.

Meditation befreit vom Leiden – vorübergehend.

Insofern ist sie wertvoll. Eine Atempause zu genießen, buchstäblich und im übertragenen Sinn, tut gut. Sie stellt etwas dar, auf das man sich freuen kann, und gibt einen Vorgeschmack auf das, was darüber hinaus möglich ist: Stress in jeder Form für immer loszulassen.

Bleibt man jedoch bei der Meditation stehen, wird sie zur Falle. In diesem Fall klammert man sich an. Am liebsten würde man überhaupt nicht mehr aufhören zu meditieren. Tatsächlich ziehen einige Menschen diese Konsequenz, indem sie sich vom sogenannten weltlichen Leben verabschieden, ihre körpererhaltenden Aktivitäten auf ein Minimum beschränken und die übrige Zeit zurückgezogen an einem möglichst stillen, menschenleeren Ort meditieren.

Buddha ist diesen Weg, den des völligen Rückzugs, nicht gegangen. Er hat vielmehr die Tätigkeit eines Lehrers gewählt, obwohl er die Versuchung spürte, den Rest seines Lebens als Eremit zu verbringen.

Es wäre einseitig und falsch, ihn als solchen zu sehen; denn die Gründung einer spirituellen Gemeinschaft, das wiederholte Durchwandern eines Gebiets etwa von der Größe Bayerns und seine ständige Lehrtätigkeit, die er bis zum letzten Atemzug beibehielt, erfordert mehr als ein rein meditatives Leben.

Für Buddha war es typisch, dass er den mittleren Pfad wählte und beides verwirklichte: Meditation und Teilnahme am Leben. Stets vermied er die Extreme, nachdem er die Erfahrung gemacht hatte, dass diese zu nichts Gutem führen.

Gedanken und Gefühle kommen und gehen

Was passiert während der Meditation?
Nun, jede Meditation ist ein Unikat. Sie ist jedes Mal anders, vorausgesetzt, du achtest auf die feinen Unterschiede.

Einige werden zwar sagen: »Ist doch immer dasselbe. Du sitzt da und stehst nach ein paar Minuten wieder auf. Ziemlich langweilig auf Dauer!« Aber stimmt diese Aussage? Sehen wir sie uns einmal genauer an.

»Du sitzt da«: nicht unbedingt. Man kann auch im Stehen, Gehen und Liegen meditieren. Beim Rasieren oder Schminken, Staubsaugen oder Mülleimer-Runterbringen, beim Einkaufen oder Den-Hund-Ausführen. Wie das? Dazu kommen wir noch.

»Du stehst nach ein paar Minuten wieder auf«: kann zutreffen oder auch nicht. Manche meditieren nur für wenige Atemzüge, andere stunden- oder tagelang. Wieder andere müssen nicht aufstehen, weil sie sich zum Meditieren gar nicht hingesetzt haben.

»Ziemlich langweilig«: Ja, so empfindet das ein Teil der Meditierenden – jedoch nur, wenn sie nicht bei der Sache sind. Normalerweise ist Langeweile nur eines von vielen Gefühlen, das beim Meditieren auftreten kann.

»Ist doch immer dasselbe«: Das kommt darauf an, worauf man abstellt. Gleich bleibt die Abwechslung, aber kann man in diesem Fall von »demselben« sprechen?

Sinneswahrnehmungen kommen und gehen. Wenn man während der Meditation nicht einschläft – was passieren kann –, drängen sich einem verschiedene Sinneseindrücke auf. Man hört eine Sirene von draußen, der Nachbar dreht den Wasserhahn auf, Vogelgezwitscher dringt durch das offene Fenster. Das sind nur wenige von unzähligen Geräuschen, die von draußen zu hören sind, während man meditiert.

Falls man mit geschlossenen Augen meditiert, gibt es nicht viel zu sehen. Trotzdem nimmt man noch verschiedene Helligkeitsstufen wahr. In einem dunklen Raum oder nachts ist da zwar nur ein mehr oder weniger intensives Schwarz, was aber durch diverse Nervenreize und entsprechende energetische Phänomene mit Lichterscheinungen unterbrochen sein kann. Im hellen Sonnenlicht sitzend, blickt man dagegen auf ein helles Orange oder Gelb. Nicht uninteressant für den wachen Geist, aber eine Ablenkung, sofern man sich eigentlich vorgenommen hat, nur auf den Atem zu achten.

Aber es wird noch interessanter. Je nachdem, wie angenehm oder unangenehm sich der Körper gerade anfühlt, treten eine Vielzahl von Empfindungen auf: Wohlgefühl, aber auch Anspannungen und Verkrampfungen, die im Körper stecken, machen sich unter Umständen bemerkbar, vielleicht Schmerzen, Wärme oder Kälte. Der Körper hat eine Menge zu erzählen.

Gerüche und Geschmacksempfindungen gehören ebenfalls zu den möglichen Sinneswahrnehmungen während einer Meditation: Blütendüfte im Frühling oder Sommer, Gestank von benachbarten Müllcontainern, der Nachgeschmack von einer Tasse Kaffee.

Die Sinneskanäle der Augen, Ohren, Nase, Zunge und Gefühlsnerven haben eine Menge zu bieten. Die dadurch bedingten Wahrnehmungen kommen und gehen. Daran ändert sich nichts. Immer dasselbe?

Das ist noch längst nicht alles. Das Feuerwerk der Sinneswahrnehmungen ist nichts gegen den Reigen der Gedanken und Gefühle, der sich beim Meditieren einstellen kann.

Die Zahl der Gedanken ist unerschöpflich. Sie richten sich auf die Vergangenheit, die Gegenwart und die Zukunft. Was vor Kurzem geschah, tritt einem nicht selten noch einmal vor Augen, besonders die Situationen, die mit Gefühlen aufgeladen waren. Ein Streit oder Konflikt, ein Schreck, eine gerade überstandene Gefahr, ein Risiko, das einem im Nachhinein bewusst wird.

Die Nachbarin dreht ihre Lieblingsmusik laut. Eigentlich nur ein Sinneseindruck, doch zieht er oft zahlreiche Gedanken nach sich: »So kann ich nicht meditieren«, »Mit der muss ich mal reden, die macht das dauernd«, »Klingt toll, aber jetzt hätte ich lieber Stille« – und so weiter.

Oder da sind Gedanken an die Zukunft, oft sorgenvoll, manchmal voller Hoffnung. Sie kreisen um etwas, das einem bevorsteht: eine Prüfung, ein Bewerbungsgespräch, ein Gerichtstermin oder eine Operation. Das alles kann die Meditation unterbrechen. Oder gehört es dazu?

Wie auch immer: Sinneseindrücke, Gedanken und Gefühle kommen und gehen, gehen und kommen, kommen und gehen. Das ist ihre Natur. Irgendwie muss man beim Meditieren damit umgehen.

Sitzt du gut?

Darf man auch im Liegen meditieren? Oder anders gefragt: Kann man meditieren, während man Kopfstand macht?

Die letzte Frage ist nicht ganz ernst gemeint. Da die meisten Menschen nicht trainiert genug sind, um auf dem Kopf zu stehen, und die paar, die es können, dabei wahrscheinlich nicht meditieren wollen, betrifft die Antwort so wenige, dass ich sie mir schenken möchte. Wahrscheinlich ahnst du sie ohnehin schon.

Die Frage ist allerdings nicht so absurd, wie sie auf den ersten Blick scheinen mag; denn zu lernen, auf dem Kopf zu stehen, wäre für viele vermutlich leichter, als mit voll verschränkten Beinen zu sitzen. Bei diesem Sitz ziehst du den Unterschenkel des einen Beines dicht an den Körper und legst den Fuß auf den Oberschenkel des anderen Beines. Danach machst du dasselbe mit dem anderen Oberschenkel und Fuß, nur umgekehrt. Falls sich das kompliziert anhört, kann ich nur sagen: Es ist kompliziert! Wenn du das ausprobieren willst, machst du das auf eigene Gefahr. Nur damit das klar ist! Nachher hast du einen Knoten in den Beinen. Oder eine Zerrung, was wahrscheinlicher ist.

Natürlich geht eine korrekte Meditationshaltung auch einfacher. Du kannst darauf verzichten, die Füße auf die Oberschenkel des jeweils anderen Beines zu legen. Das habe sogar ich geschafft, jedenfalls als ich jünger war. – Ich habe es eben mal ausprobiert. Es geht immer noch. Aber ehrlich gesagt möchte ich so nicht sitzen, schon gar nicht, um zu meditieren.

Auch mein Meditationsbänkchen steht irgendwo im Keller. Wo das Auflagekissen (aus Bio-Materialien!) geblieben ist, weiß ich nicht mehr. Mithilfe eines Meditationsbänkchens kann man auf den Knien sitzen, mit dem Unterschied, dass der Oberkörper auf dem Bänkchen ruht und nicht auf die Unterschenkel drückt. In Japan können bestimmt immer noch viele ohne Sitzbänkchen auf dem Boden auf ihren Knien sitzen. Das sieht im Film elegant und schön aus. Ist für die meisten hierzulande allerdings nicht sonderlich bequem, vor allem nicht bei Übergewicht. Also frag lieber deine ÄrztIn, ob sie den Kniesitz, mit oder ohne Meditationsbänkchen, bei dir befürwortet.

Gar nicht so einfach ist es, eine gute Meditationshaltung zu finden, jedenfalls dann nicht, wenn du Meditationsbücher studierst. Dabei kannst du leicht den Eindruck gewinnen, dass Meditation für dich nicht infrage kommt, weil du keine der Haltungen hinbekommst, die dort abgebildet sind.

Am Ende schlagen viele AutorInnen dir vor, du könntest, wenn es gar nicht anders geht, auch auf einem Holzstuhl sitzen, aber selbstverständlich ohne dich an der Rückenlehne anzulehnen. Besser also, du nimmst gleich einen Hocker. Wenn du so sitzt, zählst du nach Ansicht dieser AutorInnen aber eigentlich zu den Losern. Wie soll das mit dem Meditieren klappen, wenn du schon nicht die dafür richtige Haltung einnehmen kannst?!

Mein Favorit unter diesen Büchern war lange Zeit das von einem japanischen Zen-Mönch. Mit dem Mann war nicht zu spaßen. Seine Lebensüberzeugung schien zu sein: unter keinen Umständen lachen. Deshalb waren sein Gesichtsausdruck und seine Haltung Furcht einflößend. Mit seinem massigen Körper und seinem fleischigen Gesicht saß er in einem schwarzen Kimono auf dem Boden: kerzengerade, das Kinn an den Hals gezogen, die Beine vorbildlich gekreuzt. Das war unter dem Kimono nicht wirklich zu erkennen, aber an der Integrität dieses Mannes war nicht zu zweifeln. Der meinte es ernst – todernst.

Was macht man als Anfänger nicht alles, um richtig meditieren zu lernen. Es wäre doch fatal, wenn man zur Erleuchtung gelangte, nur um später festzustellen, dass die Körperhaltung dabei nicht stimmte. Das gäbe sofort einen Punktabzug.

Dabei fällt mir die Geschichte ein, in der ein Schüler seine beiden Meister fragt, wie die heiligen Silben lauten, die beim Meditieren zu sprechen sind. »Ah, hum, om«, ist ihre Antwort. Eine Weile später fahren die drei mit einem Ruderboot hinaus. Mitten auf dem

See steigt der Schüler aus und läuft über das Wasser. Plötzlich macht er kehrt, kommt zurück und erkundigt sich noch einmal nach der richtigen Reihenfolge der heiligen Silben.

Falls du bereits viel in die richtige Meditationshaltung investiert hast oder von Natur aus sehr beweglich bist, kannst du selbstverständlich eine der anspruchsvolleren Sitzhaltungen beim Meditieren einnehmen. Für alle anderen gilt: Die Haltung ist nicht wirklich wichtig. Die Idee hinter den Anleitungen für eine aufrechte Sitzhaltung auf dem Boden ist diese: Wer stunden- oder tagelang anstrengungslos sitzen will, hat einen großen Vorteil, wenn sein Körper so trainiert ist, dass er schmerzfrei dazu in der Lage ist. Schmerzen sind beim Meditieren nämlich nicht erwünscht, es sei denn, man gehört zur Hardcore-Fraktion mit den schwarzen Kimonos und dem ernsten Gesichtsausdruck.

Außerdem konnte Buddha so wie viele andere AsiatInnen noch heute von Kind an entspannt auf dem Boden sitzen. Fast jeder von uns könnte dies, wenn wir keine Stühle, Sessel und Sofas benutzen würden. Auch das Sitzen auf diesen Möbeln will übrigens gelernt sein. Erstklässlern fällt es alles andere als leicht, für längere Zeit ruhig auf ihrem Stuhl zu sitzen. Das gelingt erst mit der Zeit ohne Widerstand, aber oft nur um den Preis, dass die Lebensgeister erlöschen.

Menschen möchten sich bewegen. Das ist der natürliche Zustand des Körpers, ebenso wie der des Geistes. Es ist problematisch, dem einen wie dem anderen Gewalt anzutun, aber dazu kommen wir noch. Hier geht es (nur) um das Sitzen.

Probier doch mal, im Liegen zu meditieren! Das ist auch nicht ohne. Erstens sind viele chronisch so übermüdet, dass sie sofort einschlafen, sobald sie sich hinlegen. Und zweitens können heute zahlreiche Menschen nicht einmal mehr schmerzfrei liegen, schon gar nicht auf dem Teppich.

Deshalb lautet mein ultimativer Rat, die Haltung beim Meditieren betreffend: Frag deinen Körper, was er am liebsten tun möchte, während dein Geist für einige Minuten meditiert. Vielleicht fällt die Antwort jedes Mal anders aus: gehen, sitzen, stehen, liegen und für AstronautInnen vielleicht noch schweben. Das alles ist in Ordnung.

Eine Minute für dich

Wie lange soll man meditieren?

Buddha hat keine Zeitangaben gemacht. Schade eigentlich, denn dann wäre diese Frage für immer geklärt. Oder steckt sogar eine Absicht dahinter, hinsichtlich der Dauer der Meditation keine Erklärungen abzugeben?

Herbert Benson, der oben erwähnte Wissenschaftler, der die Meditation genau erforschte, hat sich dagegen festgelegt: zwölf bis fünfzehn Minuten einmal am Tag. Von Festlegung kann aber angesichts dieser Angabe auch nicht wirklich die Rede sein. Benson nennt einen Zeitrahmen. Was aber passiert, wenn man diesen unter- oder überschreitet? Nichts Gravierendes: Je weiter man die empfohlenen zwölf Minuten unterschreitet, desto unwahrscheinlicher ist es, die Entspannungsreaktion zu erreichen. Meditiert man länger als fünfzehn Minuten, verweilt man in der Entspannung. Irgendwann wird sich jedoch eine stärkere Unruhe bemerkbar machen, die die Entspannungsreaktion unterbricht. So lange braucht man nicht zu warten. Die von Benson beschriebenen Effekte treten normalerweise sowieso ein.

Leider gibt es keine Garantie für die Entspannungsreaktion. Sie geschieht quasi von allein oder eben nicht. Man kann sie nicht erzwingen. Je mehr man es versucht, desto mehr entzieht sie sich einem. Man macht einfach jeden Tag weiter im Vertrauen darauf, dass sie sich in den meisten Fällen einstellen wird.

Ist Bensons Zeitangabe nun das Maß aller Dinge? Nicht unbedingt. Häufiger wird empfohlen, zweimal täglich für zwanzig Minuten zu meditieren. Ich weiß nicht, wer als Erster diese Empfehlung abgegeben hat.

Es kann jedenfalls erst nach Erfindung der Uhr gewesen sein.

Buddha trug keine Uhr. Sie war noch nicht erfunden. Deshalb würde ich es nicht so genau nehmen mit Minutenangaben. Die Entspannungsreaktion kann man spüren. Wenn man es sich leisten kann, wartet man einfach so lange, bis man ruhig wird. Die innere Ruhe genießt man nach Belieben, immer vorausgesetzt, dass man keinen Termin einzuhalten hat.

Auch Benson schlägt vor, außer der einmaligen täglichen Meditation zwischendurch für zwei, drei Minuten Abstand vom Tagesgeschehen zu gewinnen, je nach Bedarf, um die innere Ruhe wiederzufinden. Ob das gelingt, hängt davon ab, wie viel Übung man bereits darin hat.

Sicher ist jedenfalls, dass allein schon das Schließen der Augen dem Gehirn hilft, in den Alphazustand zu gehen. Die Hirnaktivität lässt sich in verschiedene Frequenzen einteilen von Beta (schnell) bis Delta (langsam). Der normale Wachzustand liegt im Beta-Bereich. Alphawellen signalisieren Entspannung. Man kann sie messen, aber auch spüren, was außerhalb eines Labors von großem Vorteil ist.

Da die Befreiung vom Stress durch Meditation ohnehin vorübergehend ist, macht es wenig Sinn, möglichst viel und lange zu meditieren. Andererseits wird man in der Regel schnell erkennen können, wer sich regelmäßig Ruhe gönnt und wer nicht. Die Entspannung wirkt über die Meditationspause hinaus. Da sich dieser angenehme Zustand nicht konservieren lässt, muss er von Zeit zu Zeit aufgefrischt werden. Das ist genauso wie mit Fitnesstraining, Zähneputzen oder Duschen.

Der ideale Ort zum Meditieren

Alles begann mit der richtigen Tat am richtigen Ort. Siddhartha fand seinen Weg, indem er sich unter einen Baum setzte und meditierte. Nachdem er vergeblich Lehrer aufgesucht und mit all seinen Bemühungen, das Leiden der Welt und sein eigenes hinter sich zu lassen, keinen Erfolg gehabt hatte, dachte er darüber nach, wann in seinem Leben er jemals glücklich gewesen war. Er erinnerte sich daran, wie er als Kind in der Hitze im kühlen Schatten eines Rosenapfelbaumes gesessen hatte. Damals hatte sich Zufriedenheit in ihm ausgebreitet. Sein Körper war leicht und völlig entspannt gewesen. So wohl hatte er sich sonst nie gefühlt.

Sollte das der Weg zum höchsten Ziel sein?, fragte Siddhartha sich. Intuitiv erfasste er, dass er auf der richtigen Spur war. Genau dieses Glück, das er damals empfunden hatte, suchte er.

In der Nähe eines kleinen Orts namens Uruvela entdeckte er ein entzückendes Fleckchen Erde mit einem lieblichen Waldstück und einem klaren Fluss. Hier war für ihn der ideale Platz, um weiter zu ergründen, wie sein Leiden für immer ein Ende finden könnte. Das in seiner Kindheit einmal empfundene Glück galt es wiederzubeleben, zu nähren und wachsen zu lassen, bis dieses alle seine Tage erfüllte.

Am Fuß eines Baumes zu sitzen, war für Siddhartha die ideale Stelle zum Meditieren. Was bedeutet diese Geschichte für dich? Welche Lehren kannst du persönlich daraus ziehen? Du könntest dir zum Beispiel die gleiche Frage stellen wie Siddhartha: Wann und wo warst du in deinem Leben so glücklich wie sonst nie? Wie fühlt sich für dich das höchste Glück an? Unter welchen inneren und äußeren Umständen breitet sich in dir ein Gefühl von Zufriedenheit aus? Wann hat sich dein Körper besonders leicht und entspannt angefühlt?

Siddhartha suchte sich einen sehr schönen Ort, der zudem sicher und geschützt war. Ein Baum spendet in der Hitze mit seinem Schatten nicht nur eine angenehme Kühle, sondern bietet auch Schutz gegen wilde Tiere. Man darf nicht vergessen, dass Siddhartha zur Kaste der Krieger gehörte und eine entsprechende Ausbildung hatte. Er wusste sich zu schützen und zu verteidigen. Besonders gefährlich waren Feinde, die von hinten angriffen. Der Baum deckte seinen sonst schutzlosen Rücken ab: eine wichtige Voraussetzung, um sich an diesem Ort ganz entspannen zu können.

Wir können aus dieser Geschichte auch lernen, dass Buddha nach seiner Erleuchtung nicht an diesem Platz blieb. Er hatte sich entschlossen, seine Erkenntnisse und Erfahrungen an andere weiterzugeben. Deshalb zog er als Wandermönch umher. Das bedeutet, dass er nach der Anfangszeit keinen festen Meditationsplatz mehr hatte. Später lehrte er, dass man Gewohnheiten, besonders die schlechten, meiden sollte. Doch selbst gute Gewohnheiten bedingen eine Abhängigkeit, die es zu meiden gilt. Sonst kann es passieren, dass die Welt für einen zusammenzubrechen scheint, wenn man morgens feststellt, dass der geliebte Schokoaufstrich alle ist.

Sicher war Buddha stets darauf bedacht, einen schönen, sicheren Platz zum Meditieren zu wählen. Doch er war an keinen bestimmten Ort gebunden. Auf seinen Wanderungen meditierte er an einem einzigen Tag sogar an verschiedenen Orten. Freiheit ist ein wesentliches Element der Buddha-Lehre.

Deshalb halte ich nicht viel von den Empfehlungen, immer am selben Platz unter denselben Umständen zu meditieren. Am Anfang kann dies vielleicht von Vorteil sein, aber mit der Zeit sollte man lernen, überall meditieren zu können, vorzugsweise an schönen, ruhigen Stellen, aber nicht nur dort. Inneren Frieden kann man mit entsprechender Übung überall finden. Er ist von äußeren Gegebenheiten grundsätzlich unabhängig.

Lieblingsplätze sind selbstverständlich okay. Aber die Idee beim Meditieren sollte immer sein, sich zu befreien. Da spielt es keine Rolle, ob der Meditationsort äußerlich gesehen schön oder hässlich ist. Wer als Wandermönch unterwegs ist, findet nicht nur ideale Orte. Daran sollten auch wir denken, wenn wir einen Platz zum Meditieren suchen.

Um der Freiheit willen ist es wichtig, keine Abhängigkeit an einen Ort, eine Uhrzeit, einen bestimmten Ablauf oder eine Körperhaltung aufzubauen. Es ist möglich, überall und zu jeder Zeit zu meditieren, für einen Atemzug oder länger, im Sitzen, Stehen, Gehen oder Liegen, mit geschlossenen, halb geschlossenen oder offenen Augen.

Diese Freiheiten sollte man sich durch Übung im Laufe der Zeit erschließen. Meditation kann völlig unauffällig geschehen, ohne dass andere es bemerken. Auch das kann von großem Vorteil sein. Linus von den Peanuts kann ohne seine Schmusedecke kaum zurechtkommen. Solche Abhängigkeit lässt sich vermeiden, in und außerhalb der Meditation. Wer nur auf einem bestimmten Meditationskissen, in völliger Stille, immer zur selben Zeit meditieren kann, verpasst vielleicht nicht das Wesen der Meditation, aber mit Sicherheit das der Buddha-Lehre.

Aus der Welt des Leistungssports ist bekannt, dass es sogenannte Trainingsweltmeister gibt. Das sind SpitzensportlerInnen, die auf dem Trainingsgelände Höchstleistungen vollbringen, manchmal sogar inoffizielle Weltrekorde erzielen. Doch im Wettkampf versagen die TrainingsweltmeisterInnen regelmäßig. Sie lassen sich zu leicht vom Publikum ablenken und vom Gegner verunsichern.

Solche TrainingsweltmeisterInnen gibt es auch in der Meditation. Außerhalb ihrer gewohnten Umgebung finden sie keine innere Ruhe. Um das zu vermeiden, könntest du das Radio anschalten, während du meditierst, oder andere Lärmquellen nutzen. Oft braucht man sich dafür keine besondere Mühe zu geben. Du kannst dich einfach zum Meditieren hinsetzen oder hinlegen, während deine NachbarInnen Partys feiern. Das könnte dich weiter bringen als deine geliebten Retreats in den Bergen.

Geschenke kosten nichts

Wie viel muss man für ein wirklich gutes Meditationskissen ausgeben? Ist die Erleuchtung eindrücklicher, wenn das Meditationsbänkchen eine

Auflage aus teuren Naturmaterialien statt aus billigem Schaumstoff hat?

Über diese und andere Fragen kann man unter verschiedenen Aspekten lange diskutieren. Was ist für die Umwelt besser? Sollte man die Differenz zu einem sehr teuren Meditationskissen lieber spenden? Wenn ja, an wen? In derselben Zeit würde ich jedoch lieber meditieren, auf meinem Sessel, ohne jedes Zubehör.

Kennst du den Song »Money (That's what I want)«? Ursprünglich von Barrett Strong 1959 gesungen, wurde er von den Beatles bis zu den Flying Lizards (sehr schräg!) zahlreich gecovert. In der ersten Strophe heißt es:

»The best things in life are free
But you can keep them for the birds and
bees
I need money
That's what I want«

(Die besten Dinge im Leben sind umsonst
Aber die kannst du dir für die Bienen und
Blaumeisen aufheben
Ich brauche Geld
Das ist es, was ich will)

Diese wenigen Verse bringen den Grundkonflikt unserer Gesellschaft zum Ausdruck. Buddha hat ihn zugunsten der ersten Zeile aufgelöst. Als Königssohn hatte er kostspieligen Luxus kennengelernt. Aber er wollte die besten Dinge im Leben. Sie waren und sind umsonst. Meditation kostet keinen einzigen Cent.

Nur eines ist erforderlich: der Wille zu meditieren. Die meisten hätten gerne die positiven Wirkungen der Meditation, die ich oben beschrieben habe. Doch sie wollen nicht meditieren. Das ist oft so im Leben. Viele Menschen hätten gerne eine Karriere als Schriftstellerin oder Schauspieler. Aber sie wollen nicht das Nötige dafür tun, damit ihr Traum wahr wird. Wünsche allein reichen nicht. Erst ein sich in die Tat umsetzender Wille führt zum Ziel.

Meditieren kann jeder, jedenfalls bin ich mir in deinem Fall sicher. Da du in der Lage bist, dieses Buch zu lesen, hast du alle Voraussetzungen, um zu meditieren. Meditation ist keine Kunst. Es ist kinderleicht. Kinder ahmen Erwachsene nach. Deshalb setzen sie sich manchmal dazu, wenn jemand meditiert. Sie schließen die Augen und sind still, so lange, bis sie die Lust verlieren. Voilà! Daran kannst du dir ein Beispiel nehmen.

Eine einfache Meditationspraxis

Ich stelle dir jetzt eine ganz einfache Meditationsübung vor. Sie lässt sich in einem Satz zusammenfassen:

Du richtest deine Aufmerksamkeit für einige Zeit nur auf deinen Atem.

Ich will das gerne etwas ausführen.

Für die Meditation braucht man etwas, worauf man die Aufmerksamkeit lenken kann. Der Atem eignet sich dafür hervorragend, weil er dich immer begleitet. Wo du bist, ist auch dein Atem. Sollte das eines Tages nicht mehr der Fall sein, weilst du nicht mehr unter den Lebenden.

Man kann seine Aufmerksamkeit beispielsweise auch auf ein Kerzenlicht richten. Aber eine Kerze hat man nicht überall dabei. Und wenn, darf man sie nicht überall anzünden. Oder man hat die Streichhölzer vergessen. Also fällt die Meditation flach.

Ebenso verhält es sich auch mit Klängen. Im Handel oder im Internet wird spezielle Meditationsmusik angeboten. Oder andere Klänge, denen du lauschen kannst. Diese kannst du dir sogar auf dein Smartphone laden und immer dabeihaben, es sei denn, du hast dein Handy einmal zu Hause liegen gelassen. Oder der Akku ist während der Meditation plötzlich leer. Oder irgendein Fehler hat deine Musikprogramme zerstört.

Das sind einige der Nachteile bestimmter Meditationsobjekte. Deshalb empfehle ich dir auf jeden Fall, die Atem-Meditation zu üben, damit du überall und jederzeit darauf zurückgreifen kannst, wenn alle anderen Möglichkeiten nicht funktionieren.

Du richtest deine Aufmerksamkeit also nur auf deinen Atem. Das Wort »nur« ist an dieser Stelle wichtig. Indem du nur auf deinen Atem achtest, konzentrierst du dich. Was genau konzentrierst du? Deine Aufmerksamkeit, mehr nicht. Das heißt, du brauchst dich nicht anzustrengen. Wenn du ein Gefühl von Anspannung feststellst, entspann dich bitte. Es bringt nichts, die Augenbrauen zusammenzukneifen oder die Kiefer aufeinanderzupressen. Im Gegenteil! Deshalb vermeide ich den Begriff »Konzentration« in diesem Zusammenhang so weit wie möglich. Denn viele verbinden damit Anstrengung. Meditation ist aber anstrengungslos.

Auf den Atem zu achten klingt leicht. Das ist es auch. Aber nur auf den Atem zu achten, ohne dich anzustrengen, ist anspruchsvoller, als du vielleicht glaubst. Du beobachtest, wie du einatmest und wie du ausatmest. Du veränderst dabei nichts. Ist dein Atem kurz, ist er kurz. Wenn er lang ist, ist er lang. So steht es übrigens fast wörtlich in einer der Lehrreden Buddhas.

Das machst du für einen Atemzug, und noch einen, und noch einen. So lange, wie du möchtest.

Dabei passiert etwas ganz Normales: Dein Geist fängt an zu wandern. Plötzlich bist du mit deiner Aufmerksamkeit nicht mehr bei deinem Atem, sondern gehst noch einmal den Vorfall durch, den du im Laufe des Tages mit einer Kollegin hattest. Du hast dich über sie geärgert, und nun überlegst du, wie du beim nächsten Mal besser reagieren könntest. Das ist schön und gut, jedoch keine Meditation mehr, weil du nicht mehr mit deiner ganzen Aufmerksamkeit bei deinem Atem, sondern in einen Tagtraum abgerutscht bist. Wie gesagt, das ist normal. Deshalb brauchst du eine Lösung, wie du mit Störungen aller Art während der Meditation umgehen willst.

Störungen, das können Geräusche von außen sein, Gedanken wie die eben geschilderten, Gefühle wie Ärger, Trauer oder Freude oder Sinneswahrnehmungen wie ein Jucken an der rechten Fußsohle. Was machst du, wenn du merkst, dass du nicht mehr bei deinem Atem bist? Du könntest dich darüber ärgern, Meditation für blöd halten (»Das ist nichts für mich!«). Doch das würde dich nur immer weiter von der Aufgabe entfernen, nur auf deinen Atem zu achten.

Deshalb ist es am besten, einfach wieder zur Beobachtung des Atems zurückzukehren. Eine gelassene

Einstellung gegenüber Störungen passt wunderbar zur Meditation. Denn bei ihr geht es schließlich um Ruhe und inneren Frieden.

Störungen passieren, ob du willst oder nicht. Erlaube ihnen, da zu sein. Sie tauchen sowieso auf, ob es dir passt oder nicht. In diesem Fall ist es besser, sie zuzulassen. Oder sie zu akzeptieren, was praktisch auf dasselbe hinausläuft. Nicht wenige Menschen meinen jedoch, akzeptieren bedeute gutheißen, was nicht stimmt. Akzeptieren heißt, als Tatsache anzuerkennen, dass etwas da ist. Mehr nicht!

Du bemerkst also, dass du in Gedanken abgeschweift bist, und nimmst wieder ausschließlich deinen Atem wahr.

Bestimmt erkennst du in dieser Meditationsübung die drei wesentlichen Elemente wieder, von denen Benson (siehe oben) gesprochen hat:

1. etwas, worauf du dich konzentrieren kannst (hier der Atem),
2. eine gelassene Einstellung gegenüber Störungen,
3. etwas Zeit (wie lange, bleibt dir überlassen).

Die drei Elemente stehen in Übereinstimmung mit Buddhas Lehre. Einfacher geht es nicht. Ohne Aufmerksamkeit, ohne Gelassenheit und ohne Zeit ist es was auch immer, aber keine Meditation.

Durch Übung gelingt Meditation immer besser. Man kann sich besser konzentrieren, reagiert gelassener auf Störungen, und man nimmt sich öfter die Zeit, um zu meditieren.

Fortschritte erkennt man auch daran, dass es schneller, häufiger und intensiver gelingt, innere Ruhe zu finden. Zu Beginn kann es dauern, bis sich die Entspannungsreaktion einstellt. Nicht selten wird man aufstehen, ohne sie erlebt zu haben. Doch mit der Zeit kann man regelmäßiger und schneller mit ihr rechnen. Am Anfang gewinnt man oft nur ein wenig Abstand zum Alltag. Nach und nach steigert sich der innere Frieden. Zunächst verfliegt er schnell wieder. Mit zunehmender Übung jedoch hält das Gefühl der inneren Entspannung länger an.

Das Glück der täglichen Meditation

Meditation sollte nicht die einzige Freude im Leben sein. Buddha begnügte sich damit nicht, und das sollten wir auch nicht tun. Meditation ist eine Hilfe auf dem Weg zu einem rundum glücklichen Leben.

Buddha hat sich das Gefühl tiefen inneren Friedens jeden Tag gegönnt. Das gibt einen Vorgeschmack darauf, wie sich das Leben insgesamt anfühlen kann.

Das Leiden, von dem Buddha sprach, ist nichts Abstraktes. Nichts, was nur irgendwo da draußen in der Welt wäre oder was nur die anderen angeht. Es ist in fast allen von uns, jeden Tag, so lange, bis wir uns davon befreien.

Leiden ist auch kein intellektuelles Konzept. Vielmehr ist es ein Gefühl, ein unangenehmes Gefühl in verschiedenen Schattierungen und Stärken. Mal tritt es in den Hintergrund und bildet dort das Grundgefühl unseres Lebens, das uns überallhin begleitet, selbst wenn wir feiern oder so tun, als ob es uns gut ginge. Dann wieder gibt es Momente oder Phasen, in denen wir unser Leiden kaum verstecken können. Es drängt sich mit solcher Wucht in den Vordergrund unseres Bewusstseins, dass wir kaum noch unseren Alltag bewältigen können oder gar tatsächlich fremde Hilfe in Anspruch nehmen müssen, um überhaupt zu überleben.

Leiden ist das Biest, das uns keine Ruhe lässt. Es beeinträchtigt unsere Lebensfreude, und wenn wir nicht aufpassen, zerstört es diese völlig. Ich erlaube mir an dieser Stelle eine gewisse Dramatik, um unmissverständlich klarzumachen, dass Leiden nichts Schönes ist. Man darf es nicht verniedlichen, ästhetisieren oder gar verherrlichen. Menschen werden krank und sterben, weil sie unter der Last ihres Leidens zusammenbrechen.

Buddha gehörte zu diesen Verwundeten. Niemand verlässt seine Familie, gibt sein Vermögen auf, rasiert sich den Schädel und bricht ins vollkommen Unbekannte auf, der noch halbwegs mit seinem Leben zurechtkommt. Die Alternative für Buddha war es zu sterben. Deshalb suchte er mit dieser absoluten Entschlossenheit nach dem Glück. Er setzte dabei sein Leben aufs Spiel, indem er zum Asketen wurde und so stark hungerte, dass er fast daran zugrunde ging.

Das war zu einer Zeit, als er die Meditation bereits kannte und praktizierte. Aber sie half ihm nicht aus seinem Elend. Möglicherweise trug sie jedoch dazu bei, dass sein Lebenslicht nicht erlosch. Der Vorgeschmack auf ein anderes, glückliches Leben war da. Aber wie sollte er dieses verwirklichen?

Bevor wir dazu kommen, möchte ich zunächst auf das Glück der Meditation eingehen. Auch dieses ist nicht abstrakt, sondern deutlich spürbar. Falls du dir im Zweifel darüber bist, ob du es bereits beim Meditieren kennengelernt hast, hast du es wahrscheinlich noch nicht gefunden; denn sobald man es erfahren hat, gibt es keinen Zweifel darüber.

Es ist nicht so, dass der Himmel aufreißt und man für immer verwandelt wäre. Aber das Glück der Meditation ist sehr angenehm. Vielleicht so sehr, dass man es sich am Anfang nur in kleinen Dosen zu geben vermag. Taucher, die sich in sehr große Tiefen begeben, dürfen nur langsam aufsteigen, weil alles andere nicht zu verkraften wäre. Ganz so ist es bei der Meditation nicht. Es ist keine Lebensgefahr mit dem »Auftauchen« aus einem leidvollen Leben verbunden. Ganz im Gegenteil: Glück, Gelassenheit und Liebe sind die Elixiere, die uns am Leben halten.

Meditation kann der Beginn eines neuen Lebens sein. Eines Lebens, das frei von Leiden ist. Gibt es ein solches überhaupt? Buddha hat es vorgelebt und den Weg dahin beschrieben. Aber war Buddha nicht so ganz anders als wir Normalsterbliche? Buddha hat dazu gesagt, dass jeder die »Buddha-Natur«, das heißt die Möglichkeit in sich trägt, Glück zum Normalzustand werden zu lassen.

Aber macht Meditation wirklich Spaß? Sitzen Meditierende nicht mit ernstem Gesicht auf ihren Kissen? Machen sie nicht gelegentlich sogar eine Leidensmiene? Ist Meditation nicht eine viel zu ernste Angelegenheit, um sie leichtzunehmen und sich wohl dabei zu fühlen?

Der vietnamesische Meditationslehrer Thich Nhat Hanh hat gesagt, dass man etwas falsch macht, wenn einem das Meditieren keine Freude bereitet. Ich stimme ihm zu. Anzunehmen, dass Meditation leidvoll sei, widerspräche der Buddha-Lehre.

Leider leben wir in einer Kultur, die tief davon überzeugt ist, dass Gutem etwas Schlechtes vorausgehen muss. Diese Überzeugung kommt in Sätzen wie »Medizin muss bitter sein, sonst hilft sie nicht«, »Erst die Arbeit, dann das Vergnügen« oder »No pain, no gain« (Ohne Schmerzen kein Fortschritt) zum Ausdruck.

Solche negativen, selbstschädigenden Überzeugungen gilt es zu überwinden. Am besten auf praktische Art, indem man Meditation von Anfang an zu einem Vergnügen macht. Ich wähle an dieser Stelle bewusst das Wort »Vergnügen«, weil es in unserer Kultur ebenfalls ins Negative gewendet ist und als oberflächlich verstanden wird. Doch oberflächlich ist nicht das Vergnügen, sondern die Denkweise. Wenn man sich davon nicht befreit, wird man das Glück weder in der Meditation noch im Leben finden.

Macht es denn Spaß zu meditieren? Darf es Spaß machen? Zweimal ja! Mach es von Anfang an richtig, oder, falls du dir bereits angewöhnt hast, dich zum Meditieren zu zwingen, hör auf damit und finde die Lust an der Meditation. Aber baue umgekehrt keinen Druck auf, dass du dich jedes Mal die ganze Zeit beim Meditieren supergut fühlen musst. Das wäre das andere Extrem. Worum es geht, ist Folgendes: dass du grundsätzlich ein positives Gefühl zur Meditation hast und dich dabei in der Regel wohlfühlst.

Die amerikanische Buddhistin Sylvia Boorstein hat sich beim Anblick einer buddhistischen Meisterin gefragt, ob sie auch so werden möchte. Das ist ein ausgezeichneter Maßstab. Das Äußere spiegelt das Innere. Ich möchte nicht so werden wie eine große Zahl verehrter Meister. Buddha lächelte. Sein Lächeln war nicht aufgesetzt, sondern kam von innen heraus. So möchte ich sein. Du auch?

Der wichtigste Grund zu meditieren

Manche mögen keine Wiederholungen. Leider lernen wir nur, indem wir das zu Lernende wiederholen. Es lässt sich genau bestimmen, wie viel jemand von einem Text beim ersten Lesen aufnimmt. Es sind etwa zwanzig Prozent. Alles andere ist nach wenigen Wochen weg.

Dennoch gilt Wiederholen als langweilig. Es ist langweilig (manchmal)! Wir sind von Natur aus neugierig. Das Neue interessiert uns, selbst dann, wenn noch nicht einmal das Alte gelernt ist. Gier hat keinen guten Ruf, auch in der Buddha-Lehre nicht. Deshalb ist Neugier nicht unbedingt etwas Positives. Wir verhalten uns oft wie kleine Kinder, die am liebsten jeden Keks einmal anbeißen, der auf den Tisch kommt.

Diese Tendenz möchte ich nicht verstärken. Ich wiederhole in meinen Büchern zunehmend hemmungslos. Solange mich das beim Schreiben nicht stört, gehe ich davon aus, dass es mir als Leser auch nicht auf den Geist gehen würde. Ich lese gerade ein wunderbares Buch, das eine einzige Aussage auf jeder Seite mindestens dreimal wiederholt. Ich liebe diese Aussage und dieses Buch. Ich kann gar nicht genug davon kriegen. Wird es mir wirklich einmal zu viel, lege ich das Buch für ein paar Stunden zur Seite. Dann habe ich wieder unbändige Lust auf diesen Satz.

DeutschlehrerInnen wollen uns in der Schule Wiederholungen in Aufsätzen meist austreiben. Die Pointe dabei ist, dass sie selbst andauernd ihren Stoff wiederholen. »Wiederholung!!!«, steht dann am Rand. Was habe ich für ein Glück, dass meine Bücher nicht von DeutschlehrerInnen gelesen werden. Gelesen vielleicht schon, aber nicht korrigiert. Und was die VerlagslektorInnen angeht: Da weiß ich mich zu wehren. Wer nicht Deutschlehrer wird, versucht es manchmal als Lektor. Das musste mal gesagt werden, auch wenn jetzt ein paar DeutschlehrerInnen und VerlagslektorInnen auf mich sauer sind. Zu meinen DeutschlehrerInnen hatte ich übrigens ein Superverhältnis. Sie haben mich darin bestärkt, Schriftsteller zu werden. Einige, nicht alle! Die anderen müssen damit leben, dass ich jetzt Bücher schreibe (falls sie aus Altersgründen nicht sowieso längst tot sind).

Du ahnst, was nach dieser langen Vorrede unweigerlich kommen muss: Wiederholungen!

Oder vielleicht doch nicht? Den wichtigsten Grund, zu meditieren, findest du am besten selbst.

Wäre ein ziemlicher Knalleffekt, an dieser Stelle aufzuhören, aber etwas möchte ich noch sagen:

Beim Meditieren wie bei der gesamten Buddha-Lehre geht es um Befreiung vom Leiden beziehungsweise Glück. Über das Verhältnis von Leiden und Glück habe ich zu Beginn des Buchs geschrieben. Das wiederhole ich hier nicht, sondern etwas anderes:

Es geht um Glück.
Es geht um Glück.
Es geht um Glück.

Für Glück existieren eine Reihe verwandter Begriffe wie Liebe, Freude, Spaß, Vergnügen oder sogar Gelassenheit und innerer Frieden. Ihnen allen ist ein angenehmes Gefühl gemeinsam. Wenn dieses nicht vorhanden ist, ist das Ziel der Buddha-Lehre (noch) nicht erreicht.

Die große Herausforderung besteht darin, auch bei Themen wie Krankheit, Alter und Tod glücklich zu bleiben. Da mag Trauer, Bedauern oder Ähnliches mit im Spiel sein, aber Buddha hat gelernt und gelehrt, mit allen Problemen und Widrigkeiten umzugehen. Er hatte keine Angst vor Krankheiten oder dem

Altwerden. Er starb ruhig bei klarem Bewusstsein. Das alles ist möglich.

Ich kenne viele Menschen, die meinen Ausführungen folgen, solange es um »kleine« Probleme geht. So weit gehen sie mit. Aber Themen wie Krankheit, Alter und Tod oder Krieg, Umweltzerstörung und Völkermord bringen sie aus dem inneren Gleichgewicht. Vermutlich würden sie nicht nur mir, sondern sogar Buddha selbst darin widersprechen, dass man unter allen Umständen glücklich und gelassen sein kann.

Die äußere Welt, wie immer sie aussieht, ob schön oder schrecklich, ist nicht imstande, unseren Geist in Aufregung zu versetzen. Unser Körper ist angreifbar und verletzlich, nicht aber unser Geist. In uns existieren ein inneres Glück und eine innere Ruhe, die beide durch nichts gestört oder zerstört werden können.

In der Meditation lässt sich der Zugang zu diesem unverbrüchlichen Glück finden.

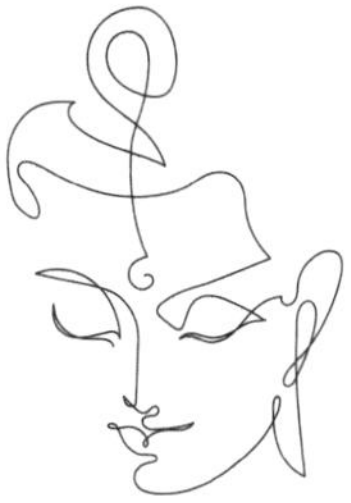

Probleme mit dem Geschenk der Meditation

Wenn Meditation zu einer Quelle des Leidens wird

Manchmal fordere ich mich gerne heraus. Bevor ich dieses Kapitel anfing, wollte ich selbst noch einmal praktisch ausprobieren, ob und unter welchen Bedingungen Meditation zu einer Quelle des Leidens werden und was man gegebenenfalls dagegen tun kann. Wieso sollte ich meinen LeserInnen etwas empfehlen, was nicht einmal bei mir selbst funktioniert?!

Ich setzte mich also hin und begann, mich auf meinen Atem zu konzentrieren. Sogleich merkte ich, dass die Position meiner Füße ungünstig war. Das liegt daran, dass ich keine bestimmte Haltung einnehme, sondern, wenn nötig, sie beim Meditieren optimiere. Das hat sich für mich als günstig erwiesen. Mein Körper weiß selbst am besten, wie er sich organisieren möchte. Also platzierte ich meine Füße neu, sodass sie sich gut anfühlten.

Zurück zum Atem. Das währte nicht lange, weil ich kleine Verkrampfungen im Körper, insbesondere im Kopfbereich, wahrnahm und auflöste.

Danach wechselte ich das Meditationsobjekt. Eigentlich ein Don't! Aber manchmal erlaube ich mir das. Ich konzentrierte mich auf den Raum zwischen meinen Augen, später auf den zwischen meinen Ohren und schließlich auf den Raum, den ich als meinen Kopf wahrnahm. Das erwies sich jeweils als günstig, weil ich mich weiter entspannte und wohler fühlte.

Üblicherweise wird der Geist an ein einziges Meditationsobjekt angebunden. Oft mache ich das auch so. Aber ich gehe flexibel damit um und beurteile von Mal zu Mal, ob es angebrachter ist, beim Meditationsobjekt zu bleiben oder zu wechseln. Mein Geist dankt es mir mit mehr Ruhe. Ich bin mit ihm auf Du, das heißt, ich habe ein freundliches Verhältnis zu ihm, genauso wie zu meinem Körper.

Der Rest der Meditation verlief unspektakulär, bis auf ein plötzliches heftiges Jucken am linken Auge. Zunächst ignorierte ich es. Doch als es immer stärker wurde, entschloss ich mich, mit den Fingern an der Stelle sanft zu scheuern. Es wurde sofort besser, war aber nicht weg. Ich beschloss, stillzuhalten und das restliche Jucken als Meditationsobjekt zu nutzen. Es verschwand. Ich konzentrierte mich wieder auf den körperlich spürbaren Raum meines Kopfes.

Fünfzehn Minuten hatte ich mir als Ziel gesetzt. Nach meinem Zeitgefühl war die Zeit um. Als ich zur Uhr schaute, war es eine Minute mehr, also quasi Volltreffer.

Diese Meditation war ein Unikat. Sie wird sich so nie wiederholen. Ich empfand sie insgesamt als angenehm: guter Durchschnitt. Ja, ich bewerte meine Meditationen danach, ob und wie weit ich meine Ziele erreicht habe. Diese wechseln. Manchmal will ich einfach nur sitzen, bei anderen Gelegenheiten entspannen oder mich beruhigen. Es kann sein, dass ich neugierig bin, was es sein wird. So bleibt mein Interesse auch nach vielen Jahren immer noch frisch.

Über die Zeit gesehen, meditiere ich regelmäßig unregelmäßig. Mal mehr, mal weniger. Damit fühle ich mich wohl. Ich bin froh, das Mittel der Meditation zu kennen. Aber ich greife auch auf andere Entspannungsverfahren zurück. Gelegentlich meditiere ich informell. Ich konzentriere mich auf das, was ich gerade tue, so wie jetzt beim Schreiben. Das sind vielleicht meine besten Meditationen.

Ich zwinge mich zu nichts, sondern reagiere flexibel auf die Bedürfnisse meines Körpers und meines Geistes. So würde ich beispielsweise nie sitzen bleiben, wenn ich merke, dass ich während der Meditation einmal auf die Toilette muss. Ich wechsele wie geschildert meine Körperhaltung und die

Meditationsobjekte, wenn ich den Eindruck habe, dass es mich meinem Ziel näher bringt. Das gelingt mir sehr gut, brauchte aber etwas Übung.

Ich verstehe die Berichte nicht, wie Menschen sich mit Meditation quälen. Oder doch, ich verstehe sie schon. Ich weiß, was da passiert. Es ist die allgegenwärtige Tendenz zum Leiden. Wir leben in einer Leid-Kultur, in der Überzeugungen vorherrschen, die Stress verursachen.

Solche Leid verursachenden Überzeugungen besagen beispielsweise:

Meditation ist schwierig.

Es ist oft mühsam zu meditieren.

Alles ist Leiden, auch Meditation.

Der Weg zum Erwachen ist lang und dornenreich.

Schmerzen während der Meditation muss man aushalten und durchstehen.

Selbst wer seit Jahrzehnten meditiert, kann nicht behaupten, am Ziel zu sein.

Wer das glaubt, wird höchstwahrscheinlich entsprechende Erfahrungen machen. Überzeugungen neigen dazu, sich selbst zu erfüllen. Wie wäre es, das Gegenteil anzunehmen?

Meditation ist unkompliziert.

Im Grunde ist sie das Leichteste von der Welt.

Menschen müssen nicht leiden, auch nicht beim Meditieren.

Das Erwachen gemäß der Buddha-Lehre geht so schnell und angenehm, wie nach einem Nachtschlaf die Augen aufzumachen.

Meditation darf keine Schmerzen verursachen.

Es ist keine Übung in Masochismus.

Bei der Meditation gibt es kein Ziel, es sei denn, sich zu entspannen und möglichst wohl zu fühlen. Das gelingt mal besser und mal schlechter.

Störende Gedanken, unangenehme Gefühle

Zunächst einmal: Gedanken sind Gedanken, und Gefühle sind Gefühle. Ob sie stören oder willkommen sind, ob man sie als angenehm oder unangenehm empfindet, ist eine Bewertung. Deshalb gibt es während einer Meditation nur Gedanken und Gefühle. Wie man sie bewertet und auf sie reagiert, ist eine andere Sache.

Im vorigen Kapitel habe ich dir eine meiner Meditationen geschildert, um dir ein halbwegs realistisches Bild vom Meditieren zu geben. Meditierende scheinen oft zu glauben, sie machten etwas verkehrt, wenn Gedanken oder Gefühle auftauchen, oder sie dürften diese weder bewerten noch darauf reagieren.

Bewertungen und Reaktionen sind normal. Es ist unmöglich, nicht zu bewerten und nicht zu reagieren. Ebenso wie es ausgeschlossen ist, nicht zu kommunizieren. Auch wenn du dich neutral verhältst und glaubst, nicht zu kommunizieren, kommunizierst du doch deine Neutralität. Bewertung ist eine Vorzugsrelation. Indem man bewertet, zieht man eine Sache einer anderen vor. Wenn du meinst, nicht zu werten, heißt das, dass du das eine dem anderen nicht vorziehen möchtest. Auch das ist ein Wertungsakt, eine bewusste Entscheidung, wie man sich gegenüber einer Sache verhalten möchte.

Häufig vollziehen sich Bewertungen blitzschnell und bleiben unbewusst. Diejenigen, die – meist mehr oder weniger erregt – sagen, dass sie etwas nicht bewerten möchten, verraten schon an ihrer Trotzhaltung, dass sie sehr wohl entschieden haben, wie sie die Sache einschätzen. Sie möchten es nur nicht kommunizieren. Und tun es doch, indem sie nonverbal mitteilen, was sie davon halten! Selbstverständlich kann es klug sein, so zu reagieren, aber man sollte sich trotzdem darüber im Klaren sein, wie man zu einer Sache steht.

In der Meditation nimmt man sich vor, gelassen zu bleiben, egal welche Gedanken und Gefühle sich zeigen. Außerdem bewertet und reagiert man so bewusst, wie es einem momentan möglich ist. Eigentlich ganz einfach!

Macht sich – wie bei mir – ein Jucken am Auge bemerkbar, nimmt man es wahr und entscheidet, wie man es bewerten und wie man reagieren will. Deshalb war meine erste Reaktion: Jucken egal. Erst als es immer stärker wurde, entschied ich mich dafür, kurz zu scheuern, was in der Tat eine erhebliche Linderung brachte. Als es in geringerer Stärke anhielt, aber immer noch prominent war, wählte ich es als Meditationsobjekt. Aus meiner Sicht das Beste, was ich tun konnte, weil es ohnehin meine Aufmerksamkeit voll beanspruchte. Daraufhin verschwand das Jucken. Es ging von allein, so wie es von allein gekommen war. Das ist eine typische Erfahrung, die in der Meditation besonders deutlich wird: Die Dinge kommen und gehen, meist ohne unser Zutun. Nachdem das Jucken vergangen war, kehrte ich zu meinem vorigen Meditationsobjekt zurück.

War das Jucken eine Störung? Ich habe sie nicht als solche betrachtet. Wäre es mein Ziel gewesen, unbedingte Konzentration zu üben, komme, was da wolle, wäre ich stur beim Atem geblieben. Da es mir aber um die Erfahrung von Ruhe und Entspannung ging, habe ich mich dagegen entschieden, mit Erfolg.

Eine rigide geistige Einstellung führt in der Meditation zu Störungen und Irritationen. Mit einer flexiblen Haltung ist im Prinzip alles willkommen, auch wenn man grundsätzlich bestrebt ist, den eingeschlagenen

Kurs zu halten. So braucht man gegen alles, was nicht das Meditationsobjekt ist, nicht zu kämpfen. Man bleibt einfach gelassen und entspannt. Das klingt etwas einfacher, als es ist. Üblicherweise lernen wir, uns gegen alles zur Wehr zu setzen, was unseren Plänen widerspricht. Daher rührt das ständige Eingreifen und Manipulieren. Die Dinge einfach sein zu lassen kann man in der Meditation sehr gut trainieren, was aber nicht bedeutet, dass man Schmerzen aller Art zulässt. Viele Zipperlein lassen sich beim Meditieren auflösen, bevor sie zu echten Qualen werden.

Die Herausforderung besteht darin, mit den »Störungen« richtig umzugehen, nämlich liebevoll, gewaltfrei und geduldig. Sie nehmen ab, je schneller man das geeignetste Mittel findet. Welches das ist, gilt es herauszufinden. Das ist in der Meditation nicht anders als im Alltag.

Auf diese Weise wird man aus meiner Sicht dem Ziel der Buddha-Lehre, sich von Leiden zu befreien, besser gerecht, als stur die Meditation durchzuziehen und dann mit schmerzendem Kreuz, knirschenden Knien oder steifen Beinen aufzustehen.

Unbequeme Haltungen

Eines der am leichtesten zu vermeidenden Probleme bei der Meditation sind unbequeme Haltungen. Daraus resultieren Folgen – bis hin zur Aufgabe der Meditation –, die man sich sparen kann.

Das Sitzen mit voll verschränkten Beinen ist den meisten Menschen hier unmöglich. Aber auch alle anderen ungebräuchlichen Sitzhaltungen müssen nicht sein. Der Wunsch, Buddha äußerlich so weit wie möglich zu entsprechen, ist verständlich, verfehlt aber den eigentlichen Zweck seiner Lehre. Aus demselben Grund ist auch das Rasieren des Schädels oder das Anlegen einer gelben Robe entbehrlich.

Bertolt Brecht erzählt in »Me-ti. Buch der Wendungen« eine schöne Geschichte, die zwar einen anderen Kontext hat, auf Meditationen aber sehr gut übertragbar ist:

Tu kommt zu Me-ti, um kämpfen zu lernen. Dieser fordert ihn auf, sich zu setzen. Als Tu Platz genommen hat, fragt Me-ti ihn, ob er gut sitze.

Er sei nicht gekommen, um sitzen zu lernen, antwortet Tu ungeduldig. Wenn man danach strebe, die bequemste Haltung einzunehmen, also auf Genuss aus sei, stehe das in Widerspruch zum Kämpfen.

Daraufhin sagt Me-ti: »Wenn man nicht nach Genuss strebt und nicht die bequemste Haltung einnehmen will, wieso sollte man dann kämpfen?«

Diese Geschichte spricht Punkte an, die einigen Meditierenden genauso gegen den Strich gehen werden wie Tu die Einstellung Me-tis. Sie glauben, dass Buddha Genuss und Bequemlichkeit abgelehnt habe und dass Meditieren deshalb nichts damit zu tun haben dürfe.

Buddha hat jedoch keineswegs die angenehmen Dinge abgelehnt, sondern nur die Abhängigkeit von diesen. Es spricht deshalb nichts dagegen, sich bequem hinzusetzen oder eine andere angenehme Haltung einzunehmen, wie zum Beispiel das Liegen auf einer weichen Unterlage.

Ebenso wenig spricht etwas dagegen, dass man sich eine schöne, ruhige Umgebung für die Meditation aussucht. Nur wenn man keine solche finden kann, sollte man in der Lage sein, mitten im Trubel zu meditieren.

Abhängigkeit lässt sich vermeiden, indem man lernt, in verschiedenen Umgebungen, in verschiedenen Haltungen und mit verschiedenen Meditationsobjekten zu meditieren.

Noch eine lästige Pflicht

Niemand muss meditieren. Es gibt Menschen, die sich vom Leiden befreit haben, ohne eine Sekunde zu meditieren. Deshalb ist es besser, auf Meditation zu verzichten, als sich mit großem Widerwillen eine zusätzliche Pflicht aufzuerlegen. Wie gesagt: Meditation ist keine Übung in Selbstquälerei.

Mit falschen inneren Einstellungen zu meditieren, stärkt diese nur. Wer die (unbewusste) Überzeugung hat, dass alles Arbeit sei, wird auch aus der Meditation eine unangenehme, belastende Erfahrung machen, der man sich gerne entledigen würde. Nur das Pflichtgefühl lässt einen (wie bei der Arbeit) weitermachen. Wo kämen wir denn hin, wenn jetzt auch noch die Meditation angenehm wäre?

Falls du einen inneren Widerwillen gegen das Meditieren spürst, frage dich, woran das liegt. Warum empfindest du es als Pflicht zu meditieren? Und vor allem: Was müsstest du ändern, um es gerne zu tun?

Vielleicht entdeckst du dabei, dass du dich auch sonst im Leben zu allem Möglichen zwingst, beispielsweise zur Arbeit, zu Besuchen bei der Familie, zu Treffen mit Freunden, zum Fitnesstraining. Meditation könnte so für dich der Einstieg in ein Leben ohne Zwänge werden. Indem du lernst, das Meditieren für dich zu einer angenehmen Erfahrung zu machen, findest du womöglich Wege, andere unangenehme Pflichten zu wandeln.

Am besten löst du dich von allen Vorgaben, wie Meditation zu sein habe. Erlaube dir herauszufinden, wie sie – wenn überhaupt – in dein Leben passt.

Wie oft möchtest du meditieren? Täglich? Jeden zweiten Tag? Spontan, wenn es gerade schön wäre?

Wie lange? Mal kurz, mal lang?

Wann? Wo? Mit wem (oder allein)?

In welchen Haltungen?

Mit welcher Einstellung?

Worauf möchtest du deine Aufmerksamkeit richten? Auf den Atem, eine beliebige Silbe, ein Wort, ein Bild? Oder möchtest du einfach nur sitzen, liegen, gehen, stehen und deine Aufmerksamkeit schweifen lassen?

Wie wäre es beim Warten an der Kasse im Supermarkt? Oder im Stau?

Möchtest du eine feste Gewohnheit daraus machen? Oder innerlich frei bleiben?

Überlege dir, warum du überhaupt meditieren willst.

Hat dir jemand gesagt, du solltest es tun?

Weil dein Freund, deine Freundin meditiert und er/sie unglücklich wäre, wenn du nicht mitmachst?

Weil es eine Mode ist?

Weil du gerne so tun möchtest, als seist du Buddha?

Um andere zu beeindrucken?

Selbst BuddhistInnen schaffen es nicht immer, täglich zu meditieren. Wenn sie es tun, empfinden sie es nicht selten als zusätzliche Last neben ihren anderen Pflichten und keineswegs als Befreiung, also nicht so, wie es von Buddha gemeint war.

Meditation ist jedoch keine Übung im Aushalten unangenehmer Gefühle. Ganz im Gegenteil: Wer meditierend leidet und leidend meditiert, macht etwas grundsätzlich verkehrt.

Das schließt nicht aus, dass man vorübergehend lernt, unangenehme Gefühle beim Meditieren (und im Leben!) auszuhalten. Doch sollte auch in diesem Fall das Ziel sein, innerlich frei zu werden.

Meditation wird allzu oft als lästig empfunden. Sie sollte jedoch von Anfang an befreiend wirken. Knie- und Rückenschmerzen sind nicht das Ziel, ebenso wenig wie Langeweile oder der Wunsch, endlich die Tagesgeschäfte fortsetzen zu können.

Falls du den Eindruck hast, meditieren zu müssen, hör auf damit, bis du es (wieder) gerne tun möchtest.

Retreat mit Vollpension

Retreat bedeutet Rückzug. Insofern ist ein Retreat nicht unbedingt mit Meditation verbunden. Auch in Unternehmen oder an Universitäten sind Retreats bekannt. Arbeitsgruppen reisen gemeinsam an einen Ort, um sich kennenzulernen und die Zusammenarbeit im Team zu fördern.

Jedes Mal, wenn man sich für ein paar Tage oder Wochen zur Erholung an einen Ferienort begibt, ist das im Prinzip ein Retreat.

Im engeren Sinne wird darunter jedoch ein mit Meditation verbundener Aufenthalt in einer besonders schönen und ruhigen Gegend verstanden. Im Internet findet man in Sekundenschnelle eine ganze Palette solcher Retreats. Die kleinen Bungalows und Räume zur gemeinsamen Meditation laden die Gäste zu einem »das Leben verändernden Ereignis« ein. Das Ambiente ist oft betörend schön. Meditationszentren dieser Art liegen in den Bergen oder am Meer, sind perfekt durchgestylt, aber auch entsprechend teuer. Mehr als ein Hauch von Luxus liegt über den Anlagen. Auch wenn sie auf den ersten Blick minimalistisch wirken, sind sie doch mit sehr viel Raffinesse ausgestattet.

Ob ein Retreat dieser Art wirklich zu einem Ereignis wird, das das Leben verändert? Möglich ist es. Schließlich hat auch Buddha bewusst einen schönen Ort in einer ebensolchen Umgebung gewählt, um seine Suche zu vollenden. Daher spricht grundsätzlich nichts gegen Retreats, zumal es auch günstige Angebote gibt. In einigen buddhistischen Klöstern kann man gegen die Mitarbeit im Zentrum sogar kostenlose Verpflegung und Unterkunft bekommen.

Allerdings können Retreats auch zu einer Falle auf dem Weg zur Überwindung des Leidens werden. Dieser Nachteil ist sozusagen systembedingt durch die Tatsache des Rückzugs. Zu Beginn kann dies hilfreich sein, um in einer unterstützenden Umgebung den Einstieg in ein meditatives, achtsames Leben zu finden. Doch wenn der äußere Rückzug zu einer Vorbedingung für »richtige« Meditation und Achtsamkeit wird, stimmt etwas nicht.

Leider übertragen diejenigen, die meditieren und dafür sogar längere Retreats besuchen, die dort praktizierte Übung oft in den entscheidenden Momenten nicht in ihren Alltag. So entsteht eine mehr oder weniger große Diskrepanz zwischen dem Rückzug in die meditative Stille und dem alltäglichen, stressigen Leben. Was dabei zunimmt, ist lediglich der Wunsch, bald wieder an einem Retreat teilnehmen zu können.

Meditation wird auf diese Weise eine willkommene Auszeit vom Alltag, eine Art Meditationsurlaub, so wie man in die Sommerfrische fährt, um anschließend bald wieder vom Stress aufgefressen zu werden. Die Unfähigkeit, mitten im Alltag inneren Frieden und Glück zu finden, verfestigt sich dadurch. Der Wille, sein Leben so zu gestalten, dass Gelassenheit und Glück zum Normalzustand werden, nimmt ab. Man hat ja seine Auszeiten. Das Retreat wird zur Flucht.

Meditation zur Leistungssteigerung

Meditation ist in Gefahr, von wirtschaftlichen und finanziellen Interessen vereinnahmt zu werden. Im bestimmten Kreisen ist es chic geworden zu meditieren. Menschen, die auf der Karriereleiter weit nach oben gekommen sind, schreiben plötzlich Anleitungen über Meditation und Achtsamkeit, weil es die Kreativität ebenso wie die Produktivität fördert. Was genau aufgrund der Leistungssteigerung erfunden und hergestellt wird, spielt für diese Personen selten eine Rolle. Ihr Maßstab ist vor allem Geld, Ansehen und Erfolg.

Es wird immer dringender, diesen bedenklichen Trends etwas entgegenzusetzen und daran zu erinnern, worum es Buddha wirklich ging. Das Original bleibt nämlich unübertroffen. Es ist zeitlos gültig, auch wenn viele es nicht mehr zur Kenntnis nehmen und versuchen, ganz entspannt im Hier und Jetzt ihre geldlichen, um nicht zu sagen: weltlichen Interessen zu verfolgen.

Der renommierte Hirnchirurg James Doty, Professor an der Stanford University, hat ein beeindruckendes Buch darüber geschrieben, was passiert, wenn man spirituelle Praktiken wie Meditation und Achtsamkeit für materielle Interessen missbraucht. Sein Buch heißt »Das Alphabet des Herzens – Die wahre Geschichte über einen, der sein Herz verlor und sich selbst fand«.

Doty schildert darin seinen Weg aus armen Verhältnissen zu höchsten Ehren als Neurochirurg. Als Kind hatte ihm eine Meisterin beigebracht, wie man meditiert und seine Ziele im Leben erreicht. Allerdings hatte sie ihm eingeschärft, sich stets daran zu erinnern, dass sein höchstes Ziel bei all seinen Unternehmungen die Liebe sein müsse.

Doty missachtete diesen Ratschlag. Stattdessen konzentrierte er sich bei seinem beruflichen Aufstieg auf Ansehen, teure Sportwagen und luxuriöse Immobilien und erreichte sein Ziel. Sein äußerer Erfolg war bald unübersehbar.

Doch indem Doty vergaß, sich der Liebe zu öffnen und sie in den Mittelpunkt seines Lebens zu stellen, verkümmerte seine Seele. Er war unzufrieden und ruhelos. Es dauerte nicht lange, bis vieles von dem, was er sich aufgebaut hatte, zerfiel. Seine Frau trennte sich von ihm. Auch das finanzielle Glück war nicht von Dauer. Er verlor die materiellen Errungenschaften, die ihm wichtiger als alles andere geworden waren.

Erst als er sich an die mahnenden Worte seiner Meisterin erinnerte, lieben zu lernen, und entsprechend handelte, gelang es ihm, sein Leben wieder zu ordnen und auf eine tragfähigere Basis zu stellen.

Doty erzählt an einer Stelle seines Buchs, wie es ihm nur durch Meditation gelang, sich so weit zu beruhigen, dass er eine lebensgefährliche Operation erfolgreich durchführen konnte.

Meditation kann Leben retten, aber auch solche Erfolge begünstigen, die besser unterblieben wären. Gerade weil Meditation so wirksam ist, kommt es darauf an, sich Glück, Gelassenheit und Liebe zum Ziel zu setzen.

Im Abo billiger

Meditation ist zu einem Geschäft geworden. Immer mehr LehrerInnen bieten Meditations- und Achtsamkeitstrainings an. Es scheint nur noch eine Frage der Zeit zu sein, bis Filialketten aus dem Boden schießen, die als spirituelle Fitnessstudios Meditation und Achtsamkeit im Paket zu einem günstigen Monatsabo verkaufen, Öffnung rund um die Uhr inklusive.

Der amerikanische Autor Ronald Purser hat in seinem Buch »McMindfulness« diesen Trend scharf kritisiert. Er sieht eine unheilige Allianz zwischen Achtsamkeitslehrern und Anhängern reinen Profitdenkens heraufziehen. Bei allem Respekt für seine Kritik fällt jedoch auf, dass er dabei das Kind mit dem Bade ausschüttet. Purser spielt Achtsamkeit herunter als »nichts weiter als eine einfache Konzentrationsübung«. Damit verwechselt er bereits Achtsamkeit mit Meditation. Auf die Unterschiede zwischen beiden komme ich noch zu sprechen, wenn ich das Geschenk der Achtsamkeit vorstelle.

Tatsächlich könnte der Eindruck entstehen, Meditation und Achtsamkeit seien nur etwas für die Besserbetuchten. In Zeitschriften und Blogs zum Thema Wohndesign tauchen Buddha-Skulpturen gerne im Kontext einer luxuriösen Einrichtung auf. Dazu passen teure Retreats in exotischen Gegenden. Sowohl Achtsamkeit als auch Meditation werden aus der Buddha-Lehre, die auf Befreiung vom Leiden zielt, herausgelöst und mit neuen Zielen wie Gewinnsteigerung und Erfolgsstreben verbunden. Meditation wird so zu einer Prestigeangelegenheit. Es sieht irgendwie chic aus. Feng Shui, Achtsamkeit und ein Hauch von Spiritualität runden den modernen Lifestyle ab.

Die Gefahr, dass die Buddha-Lehre für politische und wirtschaftliche Zwecke instrumentalisiert wird, bestand von Anfang an. Buddha, selbst Sohn eines Königs, pflegte freundschaftliche Kontakte zu den Herrschern seiner Zeit. Auch wenn er Kastenlose und Frauen in seine Gemeinschaft aufnahm, war er doch darauf bedacht, in keinen allzu großen Widerspruch zu den Traditionen seines Landes zu geraten. So verlangte er später die Erlaubnis der Familie, wenn ein junger Mann sich seinem Orden als Mönch anschließen wollte. Es war vermehrt Kritik aufgekommen, dass Buddha mit seinem Mönchsorden Familien zerstöre. Er selbst hatte sich jedoch die Freiheit genommen, ohne Einverständnis seines Vaters und seiner Ehefrau den Weg zum Glück zu suchen.

Der indische Kaiser Ashoka hatte etwa zwei Jahrhunderte nach Buddhas Tod den Buddhismus zur Staatsreligion erhoben. Kritiker sagen, er habe seinen Eroberungskriegen und der Gewalt erst abgeschworen, nachdem er seinen Herrschaftsbereich erheblich ausgeweitet hatte und folglich auf eine Absicherung seiner Macht bedacht war. Da kam ihm die friedliche Buddha-Lehre sehr gelegen. Ashoka scheute sich nicht, die neue Staatsreligion zwangsweise durchzusetzen. Andererseits hat er zur Verbreitung und zum Erhalt der Buddha-Lehre sehr beigetragen, auch wenn seine Motivation nicht rein war und er zumindest auch politische Zwecke verfolgte.

Ich denke, dass Buddha solche Entwicklungen sehr gelassen gesehen hätte. Ihm war bewusst, dass nur relativ wenige den Kern seiner Lehre verstehen würden. Echte Veränderungen sind selten. Den meisten genügt Scheinheiligkeit. Allerdings zahlen sie einen hohen Preis dafür: Befreiung vom Leiden ist auf diese Weise ausgeschlossen.

Die Meditations-App

Tatsache ist: Buddha hatte keine Meditations-App! Hat er sie vermisst? Für welche würde er sich heute entscheiden? Würde er überhaupt eine wollen?

Da Buddha kein Smartphone besaß, konnte er auch keine Apps nutzen. Er lebte lange vor dem digitalen Zeitalter. Ich glaube nicht, dass er besonders scharf darauf gewesen wäre, sich mit Computertechnik zu beschäftigen oder die neuesten digitalen Erfindungen zu kaufen.

Buddha besaß nicht einmal die analoge Technik seiner Zeit. Außer seiner Robe und einer Essschale legte er keinen Wert auf materielle Dinge. Er sah diese nur als Ablenkungen an. Sie halfen keinem, glücklich zu werden. Buddha hatte die große Illusion durchschaut, die besagt, dass Reichtum glücklich mache. Wäre dies zutreffend, hätte er am Königshof von Anfang an nichts als Freude und Zufriedenheit verspüren dürfen.

Aber sind reiche, erfolgsverwöhnte Personen nicht wesentlich glücklicher als ihre ärmeren, erfolgloseren Mitmenschen? Zeigen Lifestyle-Magazine nicht die ganze Zeit, wie schön es ist, sich mit teuren Dingen zu umgeben?

Sieht man sich die Biografien derjenigen, die sich als supererfolgreich darstellen und die uns als Vorbilder präsentiert werden, genauer an, bleibt von dem oberflächlichen, zur Schau getragenen Glück nichts übrig. War beispielsweise Steve Jobs, der Begründer von Apple, glücklich? Er starb mit nur 56 Jahren an Krebs. Seine Biografen schildern ihn nicht gerade als angenehmen Zeitgenossen. Hätte sich ein im tiefsten Inneren zufriedener Mensch so verhalten wie er?

Natürlich gibt es verlogene (Auto)biografien. Wer will schon gerne als unglücklich dastehen, zumal, wenn alle anderen so zufrieden scheinen? »Scheinen« ist hier das entscheidende Wort. Was ist Schein, und was Wirklichkeit? Die Wahrheit ist bisher noch über jeden herausgekommen. Spätestens nach dem Tod der Schönen, Reichen und Mächtigen wagt ihre Umgebung es, die Wahrheit zu sagen.

Geld macht weder glücklich noch unglücklich. Zu diesem Ergebnis ist auch die neuere Glücksforschung gekommen. Nur extreme Armut ist ein Hindernis. Im Übrigen spielen all die anderen Dinge eine weitaus geringere Rolle, als uns weisgemacht wird.

Wir glauben, dass Waschmaschinen, Computer, Autos und andere technische Erfindungen der Neuzeit uns das Leben leichter machen. Aber ist das wirklich so? Auf Waschmaschinen mag es noch zutreffen. Aber auf Computer? Verhindern diese mit ihren virtuellen Wirklichkeiten nicht das reale Glück? Was ist mit Autos? Werden die durch sie verursachten Umweltschäden nicht immer deutlicher? Lärm, Landschaftszerstörung, Benzinverbrauch, giftige Emissionen sind nur einige Probleme, die Autos mit sich bringen.

Macht man sich das Leben nicht vielmehr dadurch leichter, dass man auf etliche Dinge verzichtet? Stöhnen viele Menschen nicht über überfüllte Keller, Schränke und Garagen? Solchen Verzicht zu erzwingen, ist mit Sicherheit der falsche Weg. Aber wenn jemand von allein zur Erkenntnis gelangt, dass weniger vielleicht mehr ist, wäre das für diese Person ein großer Gewinn.

Nur wenige entrümpeln ihr Leben so gründlich wie Buddha. Die Abhängigkeit von den meisten äußeren Dingen hat er aufgegeben. Er hatte alles, was er zum Meditieren brauchte: einen wachen Geist.

Zahlreiche Gründe, nicht zu meditieren

Das Einzige, was dich vom Meditieren abhalten kann, ist ein Gedanke. Nicht die äußeren Umstände hindern dich daran. Es sind allein deine Überzeugungen. Sehen wir uns einige davon genauer an:

Keine Zeit

Auch dein Tag hat 24 Stunden. In dieser Zeit schaffen es einige zu meditieren und andere nicht. Es liegt also nicht an der Zeit, die für jeden gleich ist, sondern daran, wie du diese Zeit füllst. Egal ob jemand fünf Kinder hat: Auch solche Menschen finden noch die

Zeit zu meditieren, während andere ohne Kinder sie nicht finden. Apropos finden: Hier liegt der Schlüssel zu diesem Problem. Zeit findet man nicht oder hat man nicht: Man nimmt sie sich.

Niemand kann mich davon überzeugen, dass er sich täglich keine fünfzehn Minuten oder auch nur fünf nehmen kann, um zu meditieren. Allein eine kurze Kaffeepause ließe sich in eine Meditation verwandeln. Denn du musst weder auf eine bestimmte Weise sitzen noch deine Meditationszeit in Minuten messen. Der Kaffee könnte dein Meditationsobjekt sein. Ich kenne Menschen, die mehrmals am Tag so meditieren. Von außen ist es kaum zu erkennen. Ich merke es nur an der angenehmen Ausstrahlung, die diese Menschen während des meditativen Kaffeetrinkens umgibt.

Keine Lust

Man kann sich das Meditieren verleiden, indem man sich dazu zwingt oder etwas damit verbindet, was einem unangenehm ist. Das erzeugt zu Recht Unlust. Es spricht nicht gegen Meditation an sich, sondern nur gegen die Vorstellungen, die sie begleiten.

Davon kann man sich relativ einfach befreien. Meditiere nie, wenn du nicht willst. Mach dir vielmehr klar, dass du vollkommen frei darin bist, ob du es tust oder nicht. Falls du einem Gruppenzwang ausgesetzt bist, kannst du dich davon ebenfalls befreien. Damit meine ich, dass einige an einer Meditationsgruppe teilnehmen, die sich zu festgelegten Zeiten trifft und starren Ritualen folgt. Du musst daran nicht teilnehmen. Tu es nur, wenn du es wirklich möchtest und die Gruppe dir die Freiheit lässt, die du brauchst.

Meditiere so, wie es dir gefällt. Es gibt so viele verschiedene Möglichkeiten, dass jede und jeder etwas Passendes finden kann. Meditation kann nicht nur Spaß machen, sie sollte es sogar. Sonst findest du früher oder später Gründe, damit aufzuhören.

Ich zum Beispiel zwinge mich nie zu meditieren. Ich meditiere so, wie ich Lust habe. Vorschriften lasse ich mir von niemandem machen. Deshalb empfinde ich Meditation auch nach einigen Jahrzehnten immer noch als sehr angenehm und möchte sie nicht missen.

Zu nervös, zu müde

Manchmal bist du nicht in der Stimmung zu meditieren. Kein Problem: Dann machst du es einfach nicht. Wenn du müde bist, schläfst du. Wenn du unruhig bist, setzt du dich vielleicht nicht hin, sondern machst einen meditativen Spaziergang mit dem Gehen als Meditationsobjekt. Oder du wählst keinen bestimmten Punkt, sondern beobachtest nur, wohin dein Geist von Moment zu Moment springt. Oder du konzentrierst dich auf deine Unruhe. Wenn sie sowieso deine Aufmerksamkeit beansprucht, kannst du sie in dein Meditationsobjekt verwandeln.

Dies sind ein paar Beispiele für mögliche Gründe, nicht zu meditieren. Äußere Bedingungen stehen der Meditation selten im Weg. Entscheidend ist in den allermeisten Fällen deine Einstellung. Jeder kann ab und zu ein paar Minuten finden, um auf die ihm oder ihr gemäße Weise zu meditieren. Das Meditationsobjekt kann man wechseln. Man muss es jedoch nicht. Man kann täglich mehrmals meditieren, für kurze oder längere Zeiten, oder auch nur alle paar Tage oder Wochen. Auch das wird möglicherweise wechseln, wenn du dich entschließt, ein Leben lang zu meditieren.

Oft sind dir deine Widerstände vielleicht gar nicht bewusst. Finde sie heraus. Das ist ein wesentlicher Teil der Meditation. Was steht ihr entgegen? Was stellst du dir entgegen? Wie verleidest du sie dir? Wie könntest du sie jedes Mal aufs Neue zu etwas machen, das du gerne tust? Es gibt keine gute oder schlechte Meditation. Es gibt nur Meditation oder keine Meditation. Entweder du meditierst, oder du lässt es.

Wer meditieren will, findet immer Zeit, Lust und einen Weg.

Bevor ich auf Buddhas zweites Geschenk, die Achtsamkeit, eingehe, möchte ich das Wichtigste zu seinem Geschenk der Meditation zusammenfassen.

Wie Buddha meditiert hat, wissen die wenigsten. Dabei würde ein Blick in die überlieferten Originaltexte genügen, um Licht ins Dunkel zu bringen. Aber wer macht sich schon die Mühe?

In seiner bedeutsamsten Lehrrede spricht Buddha von »Sammlung«. Sie ist der letzte von acht Punkten auf dem Weg der Befreiung vom Leiden. Die Sammlung des Geistes (Konzentration) umfasst vier »Vertiefungen«, Stufen oder Grade. Zunächst treten noch Gedanken auf, dann nur noch Glück und zum Schluss nur noch innere Ruhe. Buddhas Meditation ist frei von Ritualen und Geheimnissen. Sie ist das Einfachste von der Welt. Babys weilen noch oft in diesem Zustand innerer Ruhe. Später wird es für die meisten immer schwerer, inneren Frieden zu finden, weil sie nur noch in Gedanken und Gefühle, überwiegend unangenehme, verstrickt sind. Davon kann man sich befreien und wieder in die in uns wohnende Ruhe eintreten, die in ihrer tiefsten Form weder angenehm noch unangenehm ist. Der Geist ruht einfach. Das kann er jedoch nur für relativ kurze Zeit, niemals ununterbrochen. Deshalb braucht man für die übrige Zeit noch eine andere Lösung.

Meditation hat in Buddhas Lehre einen ganz bestimmten Stellenwert. Dieser ist nicht gering, aber auch nicht so hoch, wie viele meinen. Wäre es anders, hätte Buddha eine Meditationsschule gegründet oder eine bestehende übernommen. Doch entsprechende Angebote schlug er aus. Warum? Weil Meditation zwar vorübergehend vom Stress befreit, aber nicht dauerhaft. Dafür ist mehr erforderlich. (Anmerkung: Sind Leiden und Stress dasselbe? Ich halte nicht viel von Wortklauberei. Beides fühlt sich leicht bis extrem unangenehm an. Daher sind sie für mich dasselbe.)

Meditation ist für Körper, Geist und Seele sehr wertvoll. Der Körper kann seine Funktionen beruhigen, der Geist sich von Gedanken, Gefühlen und Sinneseindrücken befreien und die Seele Verbindung zu ihrem Urgrund aufnehmen. (Anmerkung: Buddha hat die Existenz einer Seele nicht bestritten, sondern nur, dass diese sich nie verändert. Alles ändert sich, auch die Seele. »Urgrund« ist nur eine unvollkommene Bezeichnung für etwas, das jenseits aller Worte existiert und nur auf einer meditativen Stufe wahrnehmbar ist. Deshalb lohnt es sich nicht, mehr dazu zu sagen. Aus diesem Grund hat auch Buddha dazu keine Ausführungen gemacht.)

Finde die für dich beste Form der Meditation, was Haltung, Zeit, Dauer, Ort und Meditationsgegenstand angeht. Das Meditationsobjekt ist das, worauf du deine bewusste Aufmerksamkeit richtest. Es gibt keinen Grund, nicht zu meditieren, außer den, dass man Meditation nicht kennt oder nicht meditieren will.

Buddhas Grundsatz für jede Art von Ratschlag war: Folge dem, was dir guttut, und lass alles, was dir nicht guttut. Dem habe ich nichts hinzuzufügen.

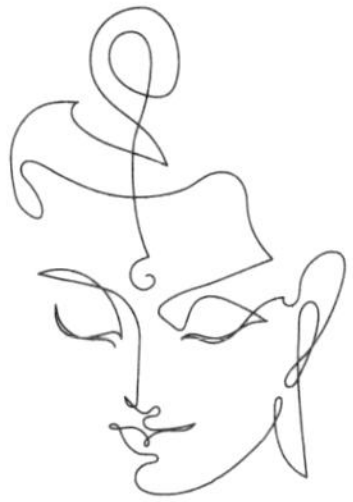

Das Geschenk der Achtsamkeit

Was Buddha unter Achtsamkeit verstand

Heute wird zwischen den Begriffen Meditation und Achtsamkeit oft nicht unterschieden. Manche sprechen sogar von Achtsamkeitsmeditation. Doch es lohnt sich, die beiden Dinge auseinanderzuhalten, so wie Buddha dies tat.

Noch einmal: Meditation war in Buddhas Sprachgebrauch »Sammlung«. Sie dient der »Gewinnung von Ruhe«, wie es in älteren Büchern zur Buddha-Lehre manchmal heißt. Buddha meditierte, um in den Zustand inneren Friedens zu gelangen. Es ist ein Glück, das in Ruhe übergegangen ist. Das fühlt sich wunderbar an, wenn es gelingt, diesen inneren Bereich zu berühren. Schon Momente davon verwandeln das innere und äußere Sein. Meditation ist die Methode, dahin zu gelangen.

Achtsamkeit dagegen hat Buddha als »Betrachtung« definiert. Es ist das reine Beobachten von

Objekten und dient der Erkenntnis. Einzelheiten treten durch eingehende Betrachtung zutage. Zusammenhänge werden klar. Erkenntnisse stellen sich ein. Auf einer tiefen Ebene entsteht Weisheit, wobei ich auch an dieser Stelle darauf hinweisen möchte, dass »Ebene« wiederum als Metapher aufzufassen ist. »Stufen« der Erkenntnis lassen sich im Bewusstsein nicht finden. Begriffe wie diese deuten lediglich auf etwas hin, was man auch »besseres Verständnis« oder »tiefere Einsicht« nennen könnte; denn um all das geht es bei Achtsamkeit.

Während bei der Meditation der innere Beobachter vorübergehend verschwindet und eine Identifikation mit dem inneren Frieden eintritt, ist bei der Achtsamkeit die Gegenwart des inneren Beobachters begriffsnotwendig und essenziell. Bei der Meditation wird man eins mit der angenehmen inneren Ruhe. Bei der Achtsamkeit bleibt man sich jederzeit klar bewusst, was man beobachtet und dass man beobachtet. Auf der einen Seite haben wir also bei der Meditation die Verschmelzung mit der inneren Stille, bei der Achtsamkeit die allgegenwärtige innere Distanz.

So klar, wie ich die beiden Prozesse des Meditierens und des Achtsamseins unterschieden habe, sind sie in der Wirklichkeit nicht immer. Vielmehr gehen sie teilweise ineinander über und ergänzen sich.

Meditation braucht zu Beginn Achtsamkeit, die bewusste Konzentration auf den Atem oder einen anderen Meditationsgegenstand. Unachtsames Meditieren führt zu nichts, jedenfalls nicht zur inneren Ruhe.

Umgekehrt profitiert die Achtsamkeit von einer gewissen meditativen Entspanntheit. Das entspannte, reine Beobachten erkennt mehr als das nervöse, unkonzentrierte Hin-und-her-Springen.

Nur die Achtsamkeit kann zum letzten Ziel, der vollständigen Befreiung vom Leiden, führen. Warum? Weil der Teufel im Detail steckt. Es gilt, die Ursachen des jeweiligen Stresses zu erkennen und basierend auf dieser Erkenntnis aufzulösen. Das lässt sich nicht durch eine einzige Einsicht vollbringen. Zwar stellt sich bei genauerer Beobachtung heraus, dass es bestimmte typische Ursachen für Stress gibt. Trotzdem kommt man um die Feinarbeit meist nicht herum.

Das ist so, als ob man erkennt, dass die Leitung kein Wasser mehr führt, weil ein Rohrbruch vorliegt. Diese Erkenntnis erspart einem nicht, das Erdreich aufzugraben oder Wände aufzustemmen, um den Defekt genau zu lokalisieren. Anschließend muss das kaputte Rohr noch durch ein funktionsfähiges ersetzt werden und alles wieder zugegraben beziehungsweise vermauert werden. Das genaue Erforschen der

Ursachen und der notwendigen Schritte zur Beseitigung des Problems bleibt einem also nicht erspart, indem man treffsicher festgestellt hat, dass das Rohr gebrochen ist, möglicherweise ja sogar an mehreren Stellen. Das alles gilt es durch sorgfältige Beobachtung Schritt für Schritt zu analysieren. Außerdem muss der Erkenntnis das notwendige Handeln folgen. Nur so lässt sich das Problem wirklich lösen. Dass Achtsamkeit oft mit aktivem Tun verbunden werden muss, wird häufig übersehen.

Achtsamkeit ist nur eines von acht Elementen zur Leidbefreiung. Erkenntnis, Handeln und Sammlung habe ich bereits erwähnt. Fehlen noch vier: Denken, Reden, Arbeiten und Üben. Wir werden ihnen im Laufe des Buchs noch begegnen. Zunächst aber wollen wir die Frage klären: Worauf soll sich die Achtsamkeit richten? Was soll man beobachten?

Den Körper kennenlernen

Prinzipiell sind der Achtsamkeit keine Grenzen gesetzt. So weit die fünf Sinne (Sehen, Hören, Tasten, Riechen und Schmecken) reichen, lässt sich alles und jedes beobachten. Um das Ganze übersichtlich zu machen, hat Buddha die Gegenstände in vier Bereiche eingeteilt: den Körper, die Gefühle, die

Gedanken und die Sinneswahrnehmungen. Damit ist die gesamte Innen- und Außenwelt erfasst.

Beginnen wir mit der Achtsamkeit auf den Körper. Alles, was mit diesem zu tun hat, lässt sich achtsam untersuchen. Da ist beispielsweise der Atem. Allein mit ihm kann man sich gründlich beschäftigen, was die meisten Menschen nicht tun. Sie sind sich ihres Atems selten bewusst, und wenn, dann nur, wenn sie Probleme mit dem Atmen haben.

Gerade beim Atem lässt sich das reine Beobachten gut erklären. Achtsamkeit verändert nicht. Das ist die Funktion des Handelns, die von der Achtsamkeit klar zu unterscheiden ist. Besonders im Westen sind die Menschen gewöhnt, einzugreifen, zu verändern, zu manipulieren, gemäß den eigenen Wünschen zu gestalten. Achtsamkeit nimmt Abstand von dieser oft hektischen Betriebsamkeit und dem zuweilen blinden Tun, das Ziel und Zweck völlig aus den Augen verliert. Es geht darum, nur zu beobachten. Daher der Ausdruck »reines« Beobachten. Bezogen auf den Atem bedeutet das, einfach nur festzustellen, wie der Atem ist: lang, kurz, leicht, schwer, fein, grob, ruhig, unruhig. Wie auch immer der Atem ist: Es lässt sich jederzeit durch Beobachtung feststellen.

Dem Körper zuzuordnen sind die Haltung, das Tun, sein Aufbau und seine Funktionen.

Bei der Körperhaltung lassen sich grob unterscheiden: sitzen, stehen, gehen, liegen. Das Tun umfasst sämtliche Aktivitäten vom Aufwachen bis zum Einschlafen. Man kann sich sein gesamtes Handeln (und Nichthandeln!) bewusst machen. Den Aufbau des Körpers und seine Funktionen kann man auch ohne Skalpell und Röntgengerät in vielen Aspekten beobachten und verstehen. Für die indische und chinesische Medizin ist kennzeichnend, dass sie traditionell weniger in den Körper eindringt als die westliche, die dazu neigt, den Leib aufzuschneiden, Blut zu entnehmen und sogar Organe auszutauschen.

Bereits Buddha hatte vor 2500 Jahren ein gutes Verständnis seines Körpers und seiner Gesundheit. Seine Lebensweise war beidem dienlich. Buddha ging, abgesehen von der Regenzeit, weite Strecken zu Fuß. Er aß abwechslungsreich und maßvoll, was schon dadurch mitbedingt war, dass er auf seinen Wanderungen seine Mitmenschen um Essensgaben bat und annahm, was sie ihm gaben.

Er teilte die Gemeinschaft mit den Mönchen und Nonnen sowie allen, die ihm am Tage begegneten. Die ganze Menschheit war ihm zu seiner Familie geworden.

In der Meditation fand Buddha zu großer äußerer und innerer Ruhe. Nachts gönnte er sich einen erholsamen Schlaf. Er förderte sein Glück, seine Gelassenheit und seine Fähigkeit, sich, andere und die Welt zu lieben. Er lebte in Harmonie mit seinem Körper, seinem Geist, seiner Seele und seiner Umwelt. Daher waren ihm Stress und Leiden fremd geworden.

Ist es nicht erstaunlich, wie viel Glück und Gesundheit durch eine einfache, gute Lebensweise möglich sind?

Gefühle in allen Schattierungen wahrnehmen

Der zweite Hauptbereich, auf den sich die Achtsamkeit richten sollte, sind die Gefühle. Es gibt sie in allen möglichen Schattierungen. Manche haben konkrete Namen wie Begeisterung oder Enttäuschung. Andere sind so unbestimmt, dass sie sich nicht klar benennen lassen. Nicht selten bekommt man auch gleich eine wilde Mischung aus mehreren Emotionen, die schwer zu sortieren sind.

Um auch diesen Bereich überschaubar zu machen, hat Buddha die Gefühle in angenehm, unangenehm und neutral eingeteilt. Das vereinfacht die Sache ungemein; denn egal wie die Gefühle heißen und wie sie sich im Einzelnen unterscheiden: Eines ist klar, wir möchten möglichst oft und lange im Bereich der angenehmen oder wenigstens neutralen Gefühle weilen und nur selten sowie kurz unangenehme Emotionen erleben.

Unsere Gefühle sind der Schlüssel zur Befreiung vom Leiden. Ihre Funktion besteht darin, uns die Richtung zu weisen. Unangenehme Gefühle sind grundsätzlich als Stoppsignal gedacht. Sie bedeuten: Hier nicht weiter! Kehr um! Angenehme Gefühle signalisieren uns dagegen, dass wir auf dem richtigen Weg sind. Sie sagen uns: Die Richtung stimmt! Mach weiter so!

Neutrale Gefühle sind vielleicht besser als ihr Ruf. Auf Dauer wäre es anstrengend, abwechselnd in angenehmen und unangenehmen Gefühlen zu baden. Wir brauchen auch einfach mal unsere Ruhe. Daher lassen uns neutrale Gefühle Zeit zur Erholung, zur Besinnung und zum Durchschnaufen. Sie sind das Plateau, von dem aus wir unsere Höhenflüge unternehmen können, und der Landeplatz, wenn wir uns verflogen haben und einen unruhigen Aufenthalt in den weniger guten Gefühlen hatten.

Apropos gut: Angenehm mit gut oder positiv gleichzusetzen ist bei Gefühlen problematisch; denn wegen ihrer unverzichtbaren Warnfunktion fühlen sich unangenehme Emotionen zwar nicht schön an, aber sie sind gut und positiv, weil sie uns den richtigen Weg weisen, wenn wir sie beachten.

Aber sind Gefühle überhaupt verlässlich? Weisen sie uns wirklich den Weg? Ich denke, schon. Auf Dauer sind sie untrüglich. Wir mögen uns eine Zeit lang etwas vormachen. Dann lachen wir beispielsweise, obwohl es nur Schadenfreude ist. Doch diese bringt uns nicht weiter. Nur weil ein anderer scheitert, werden wir nicht wirklich glücklich. Unser Körper, der die Gefühle übermittelt, lügt nicht. Wir müssen nur auf ihn hören. Dabei hilft uns die Achtsamkeit.

Sich die Gedanken bewusst machen

Neben dem Körper und den Gefühlen ist der Geist ein lohnender Gegenstand der Betrachtung. Die geistige Funktion der Achtsamkeit ermöglicht es uns, die Gedanken zu beobachten, die uns durch den Kopf gehen. (Anmerkung: Wo genau befinden sich eigentlich die Gedanken? Nach westlicher Auffassung ist es das Gehirn, das die Gedanken erzeugt. Das Gehirn gilt als Sitz des Verstandes und damit des Denkens. Ob das stimmt, mag dahinstehen.)

Auf jeden Fall scheint es eine menschliche Besonderheit zu sein, sich die eigenen Gedanken bewusst machen zu können. Wir Menschen sind grundsätzlich in der Lage, unser Denken zu beobachten. Wir können über das Denken nachdenken und unsere Gedanken als gut oder schlecht bewerten. Allerdings machen wir von dieser Möglichkeit eher selten Gebrauch. Die wenigsten sind sich ihrer eigenen Gedanken bewusst. Außerdem hält fast jeder seine

Überlegungen für allgemeingültig und wundert sich immer wieder, festzustellen, dass andere anders über die gleichen Gegenstände denken. Mit Meinungsverschiedenheiten haben viele Probleme. Dabei liegen sie in der menschlichen Natur. Menschen haben nun einmal verschiedene Standpunkte, und das ist durchaus wörtlich zu nehmen.

Stell dir vor, du würdest einen Becher hochhalten mit dem Henkel auf deiner rechten Seite. Für denjenigen, der dir gegenübersteht, ist der Henkel links. Wer von deiner rechten Seite auf den Becher schaut, sieht überhaupt keinen Henkel, weil dieser durch den Becher verdeckt ist. Wer links neben dir steht, für den ist der Henkel weder rechts noch links noch hinten, sondern vorn. Vier verschiedene Standpunkte! Wer hat nun recht?

Ob es über die unterschiedlichen Blickwinkel Streit gibt, hängt davon ab, wie sehr die Parteien in ihren Gedanken gefangen sind. Falls ja, werden sie diese verteidigen. Falls nein, werden sie verstehen, warum es mehrere Sichtweisen gibt, und die der anderen tolerieren.

Gelingt es einem, seine Gedanken und die der anderen nur zu beobachten, ist man frei von ihnen. Es sind dann weder meine, deine, seine noch ihre Gedanken, sondern einfach nur Gedanken. Identifiziert man sich nicht mit den eigenen Gedanken, wird es möglich, sie zu prüfen: Sind sie überhaupt wahr? Entsprechen sie der Wirklichkeit? Helfen sie einem, sich wohlzufühlen und die eigenen Ziele zu erreichen? Entspringen sie der Fantasie? Verwechselt man die Gegenwart mit der Vergangenheit? Kommt einem etwas nur so vor, oder ist es so, wie man glaubt?

Gedanken können einen glücklich oder unglücklich machen. Sie können einen hindern, seine Ziele zu erreichen, oder einen dabei unterstützen. Wer glaubt: »Das schaffe ich nie«, wird oft recht behalten. Wer dagegen oft genug denkt: »Ich versuche es (noch) mal«, wird seine Ziele leichter erreichen.

Die Tatsachen lassen sich durch das Denken leicht beiseitedrängen. Es fügt der Wirklichkeit häufig Vermutungen hinzu. Unter Umständen reagiert man dann auf diese statt auf die Realität. Genau genommen reagiert man immer nur auf Gedanken, seine eigenen oder die von anderen. Denn die Außenwelt kann Verhalten nicht unmittelbar auslösen. Es muss erst eine Wahrnehmung und eine Bewertung hinzukommen. Nur so lässt sich erklären, warum verschiedene Menschen auf dieselbe Situation ganz unterschiedlich antworten. Wäre die Situation der unmittelbare Auslöser, müssten sich alle gleich verhalten. Das ist bei einer größeren Anzahl von Menschen jedoch nur selten der Fall. Passiert es ausnahmsweise einmal, liegt dies daran, dass alle das

Gleiche denken oder ihre Gedanken zumindest zur selben Bewertung führen.

Das Denken abzuschalten ist vorübergehend in der Meditation möglich. Wesentlich leichter ist es jedoch, von den Gedanken Abstand zu nehmen und sie nur zu beobachten. Dabei wird man feststellen, dass sie kommen und gehen, es sei denn, man hält bestimmte Gedanken fest, indem man sie ständig wiederholt.

Die Welt der Sinneswahrnehmungen erforschen

Mit den Sinnen erschließen wir uns unsere Welt. Diese besteht aus vielfältigen Reizen, aus dem, was wir sehen, hören, riechen, schmecken und spüren. Indem wir unsere Achtsamkeit auf diese Ereignisse richten, nehmen wir unsere Umgebung wahr. Je sorgfältiger wir wahrnehmen, desto wirklichkeitsgetreuer sind unsere Eindrücke. Was den meisten als »normal« gilt, sind jedoch eher oberflächliche Beobachtungen mit einer Fülle von beigemischten Erinnerungen, Mutmaßungen und Realitätsverzerrungen.

Vergleicht man seine eigenen Sinneswahrnehmungen mit denen anderer, wird man bemerken, dass niemand die Welt im Ganzen erfasst, sondern jeder seine eigene kleine Welt erschafft. Die Welt, in der ich lebe, ist nicht deine Welt und schon gar nicht *die* Welt. Vielmehr besteht sie aus allem, was ich in meinem Leben gesehen, gehört und gespürt habe und gegenwärtig wahrnehme. Das gilt für jeden anderen Menschen entsprechend.

Die Auswahl der möglichen Sinneseindrücke ist unendlich. Wo blickt jemand hin? Worauf hört er? Spürt er etwas, oder ist dieser Sinn unterentwickelt? Die Sinne sind unsere persönlichen Tore zur Welt. Die durch sie vermittelten Eindrücke werden im Geist weiterverarbeitet. Entweder bleiben sie flüchtig, oder sie werden auf Dauer gespeichert.

Hinzu kommen unsere Gedanken. Wie interpretieren wir unsere Sinneseindrücke? Welche Bedeutung geben wir ihnen? Die gröbste Einteilung ist die in angenehm, unangenehm und neutral. Dem entsprechen gut, schlecht und gleichgültig.

Dazu ein Beispiel: In einem Raum befinden sich unter anderem ein Ball, eine Puppe, ein Gemälde, eine Karaffe mit Wasser und eine Platte mit Sandwiches. Je nach Interesse wirst du deine Aufmerksamkeit auf eines oder mehrere dieser Dinge richten – oder auf keines! Bist du durstig, wird das Wasser dich stärker interessieren, als wenn du hungrig bist. Machst du gerade eine Diät, zwingst du dich vielleicht, dich mit dem Gemälde zu beschäftigen, obwohl die Sandwiches deinen Geschmackssinn reizen.

Eine andere Person, sagen wir ein Kind oder ein im Grunde seines Herzens verspielt gebliebener Mensch, wird nach dem Ball oder nach der Puppe greifen. Die anderen Gegenstände nimmt sie oft gar nicht wahr, jedenfalls nicht bewusst.

Es ist bekannt, dass Zeugen eines Unfalls kaum in der Lage sind, diesen der Wirklichkeit entsprechend zu schildern. Was sie gesehen haben, geht weit auseinander, auch weil ihr Geist Wahrnehmungslücken blitzschnell mit erfundenen Vorstellungsbildern vermischt.

Wir wissen daher nicht, wie die Welt ist. Einen hohen Grad an Achtsamkeit vorausgesetzt, können wir die Welt, so wie wir sie wahrnehmen, ungefähr beschreiben. Doch es bleibt immer unsere Welt. Was mit den fünf Sinnen nicht erfassbar ist, bleibt uns gänzlich verborgen. Gibt es etwas, das über die sinnlich erfassbare Welt hinausgeht? Wir wissen es nicht.

Buddha hat das Denken als sechsten Sinn angesehen. Es umfasst unsere gesamte Innenwelt: was wir mit dem inneren Auge sehen, unser inneres Selbstgespräch, erinnerte oder vorgestellte Töne – denk nur an gehörte oder selbst ausgedachte Musik – plus alle anderen erinnerbaren oder vorstellbaren Sinneseindrücke.

Die Welt der Sinneseindrücke ist groß, so groß, dass wir sie bei aller Achtsamkeit nicht vollständig wahrnehmen können. Würde unser Geist nicht automatisch nur das herausfiltern, was für uns von Interesse ist, würden wir von den inneren und äußeren Reizen überflutet. Menschen, die sich nur schwer gegen die Fülle der Stimuli abschirmen können, fühlen sich häufig total überwältigt.

Egal wie viel wir reisen, egal wie viele Menschen wir kennenlernen und welche Erfahrungen wir machen: Jeder Mensch nimmt nur einen kleinen Ausschnitt der möglichen Erlebniswelt des Universums wahr.

Trotzdem machen sich viele nicht klar, dass ihre Welt nicht die Welt ist. Sie sind sich ihrer Subjektivität nicht bewusst. Da sie nur schwer begreifen, dass jeder in seiner eigenen Welt lebt, ja dass in dieser »einen« Welt viele verschiedene gleichzeitig existieren, verstehen sie »die« Welt oft nicht, die der anderen nicht und unter Umständen nicht einmal ihre eigene.

Umso mehr lohnt es sich, die Welten, in denen Menschen leben, achtsam zu erforschen und Respekt für die verschiedenen Weltanschauungen zu entwickeln.

Im Hier und Jetzt

Achtsam kann man nur in der Gegenwart sein. Selbst Gedanken an die Vergangenheit oder die Zukunft sind gegenwärtige Gedanken. Es gibt somit keine Vergangenheit und keine Zukunft, es sei denn, in Gedanken.

Das ist eine wichtige Erkenntnis, die einem viel Leid ersparen kann. Die Vergangenheit ist vergangen. Sie kann kein Leid mehr verursachen. Nur von unseren Gedanken an die Vergangenheit können wir uns noch quälen lassen. Wie wir mit unseren Gedanken umgehen, steht jedoch in unserer Macht. Wir können sie unbeachtet lassen und unsere Aufmerksamkeit der Gegenwart, der einzig real existierenden Wirklichkeit, zuwenden. Gedanken kommen und gehen. Wir müssen sie nicht festhalten.

Ebenso wenig müssen wir uns von Gedanken an die Zukunft quälen lassen. Die Zukunft ist nicht die Gegenwart. Ob sie jemals so eintreten wird, wie wir uns das vorstellen, wissen wir nicht.

Wir können mit der Aufmerksamkeit in der Gegenwart bleiben. Es mag sein, dass wir abschweifen und in Gedanken immer wieder in die Vergangenheit oder in die Zukunft gehen. Doch können wir dies bemerken und bewusst in die Gegenwart zurückkehren.

Aus diesen Erkenntnissen ist die Empfehlung, ganz im Hier und Jetzt zu leben, entstanden. Sie hat weit über buddhistische Kreise hinaus Geltung erlangt. Ihr gemäß soll es möglich sein, leidvolle Gedanken an die Vergangenheit oder die Zukunft zu unterlassen. Und in der Tat lässt sich so eine gewisse Befreiung vom Leiden erreichen.

Doch insgesamt ist diese Einsicht unvollständig und undifferenziert. Welche Möglichkeiten in den Zeitperspektiven stecken, hat der amerikanische Psychiater Philip Zimbardo wohl am besten herausgearbeitet. Seine Erkenntnisse sind mit Buddhas Lehre völlig vereinbar, nur dass sie in dieser weniger gut zusammengefasst sind.

Zimbardo spricht von vier Zeitperspektiven: der Vergangenheit, der Gegenwart, der Zukunft und der transzendentalen Zukunft. Gemäß der buddhistischen Reinkarnationslehre könnte man noch die transzendentale Vergangenheit ergänzen. Jede dieser Zeitperspektiven weist angenehme und unangenehme Aspekte auf. Wie wohl man sich fühlt, hängt weniger von der Zeitperspektive als vielmehr von ihrer jeweiligen Bewertung ab.

Man kann immer wieder aufs Neue unangenehme Erinnerungen wachrufen mit der Folge, dass sie zu Stressgefühlen führen. Doch man kann sich auch schöne Erinnerungen vergegenwärtigen. In diesem Fall weckt man angenehme Gefühle. Indem man sich

Sorgen über die Zukunft macht und pessimistisch über sie denkt, macht man sich das Leben schwer. Doch wenn man sich eine positive Zukunft ausmalt und optimistisch denkt, ändert man dadurch seine Gefühle auf eine erfreuliche Weise.

Ganz im Hier und Jetzt zu leben enthebt einen nicht automatisch der Probleme; denn auch die Gegenwart lässt sich positiv oder negativ deuten. Indem man die gegenwärtigen Schwierigkeiten betont, fühlt man sich überhaupt nicht so wohl, wie es dem Leben in der Gegenwart angeblich entsprechen soll. Allerdings kann man die Aufmerksamkeit auf die guten Seiten der Gegenwart richten. Die Gegenwart enthält wie die anderen Zeitperspektiven beides, Gutes wie Schlechtes. Es wäre sehr einseitig, nur das Eine oder das Andere zu betonen.

Bleiben noch die Zeitperspektiven, die über den Tod beziehungsweise die Geburt hinausweisen. Buddha erwartete für die Zeit nach seinem Tod Positives. Nur war er nicht bereit, näher darüber zu sprechen. Keineswegs machte er sich Sorgen über das Vergehen seines Körpers oder seiner »Persönlichkeit«, die er in seinem Leben geformt hatte. Die Wandlungsfähigkeit des Geistes sah er sogar als etwas Positives, weil nur sie die Befreiung vom Leiden erlaubt. Wie man mit den Zeitperspektiven umgeht, ist ein Beispiel für die Flexibilität (oder Starrheit!) des Geistes.

Am wenigsten Sorgen machen sich Menschen wohl um die Zeit vor ihrer Geburt. Die transzendentale Vergangenheit beschäftigt nur wenige. Nur der Vollständigkeit halber sei sie erwähnt, aber auch deshalb, um klarzumachen, dass Transzendenz, also die Übergänge zu Beginn und am Ende des Lebens, nicht automatisch mit negativen Vorstellungen verbunden werden muss.

Zimbardo weist darauf hin, dass ein flexibler Umgang mit den Zeitperspektiven und ihren positiven wie negativen Aspekten am vorteilhaftesten ist. So kann selbst die Beschäftigung mit einer leidvollen Vergangenheit günstig sein, um daraus Lehren für die Gegenwart und Zukunft zu ziehen. Wer aus der Vergangenheit nicht lernt, muss sie wiederholen, heißt es warnend. Sich negative Entwicklungen in der Zukunft vorzustellen ermöglicht es einem, diese rechtzeitig zu vermeiden. Zu meinen, es werde schon von allein alles gut werden, ist naiv. Was in der Gegenwart als negativ erkannt wird, lässt sich oft ändern. Man muss es nur tun. Das Negative ist als Warnung gedacht.

Wegen all dieser Vorteile, die die negativen Zeitperspektiven mit sich bringen, macht es keinen Sinn, ausschließlich die positiven Zeitperspektiven zu bevorzugen. Bei manchen führt das zu zwanghaftem Denken. Sie klammern sich an das Schöne und Angenehme, ohne den Wert und Sinn des Negativen zu erkennen.

In welchen Zeitperspektiven lebst du? Welche sind dir vertrauter? Meidest du andere? Positive oder negative? Möchtest du immer nur im Hier und Jetzt sein?

Zusammenhänge erkennen

Eine der faszinierendsten Entdeckungen, die du mithilfe der Achtsamkeit machen kannst, ist der Zusammenhang deiner Gedanken mit deinen Gefühlen und deinem Verhalten. Wenn du bisher meintest, dass du unmittelbar auf deine Umwelt reagierst, wirst du feststellen, dass zwischen dem Außenreiz und deiner Reaktion ein kleiner Moment der Freiheit ist, der dir erlaubt, dich so oder so zu fühlen und so oder so zu handeln.

Im Grunde genommen kennst du diesen Zusammenhang bereits. Nur hast du vielleicht noch nicht gemerkt, dass alles, was in deiner Umgebung passiert, erst durch deine Bewertungen gehen muss, bevor du mit einem Gefühl und einer Handlung antwortest.

Nehmen wir an, jemand macht dir ein Kompliment. Freust du dich darüber? Das kommt ganz darauf an. Wenn du glaubst, jemand wolle dir bloß schmeicheln, weil er etwas von dir will, lässt dich das Kompliment kalt. Vielleicht vermutest du sogar, jemand wolle dich auf den Arm nehmen. Dann bist du womöglich verstimmt. Oder du hast gelernt, dass man immer bescheiden sein und Komplimente zurückweisen muss, um nicht hochmütig zu werden. Dann wirst du ebenfalls unwillig reagieren. Nur wenn du findest, dass das Kompliment ehrlich gemeint ist und der andere seine Wertschätzung dir gegenüber zum Ausdruck bringt, wirst du dich über die anerkennenden Worte freuen. Du siehst, ein Kompliment kann ganz unterschiedliche Reaktionen auslösen. Das liegt jedoch nicht an dem Kompliment, sondern an den unterschiedlichen Bewertungen des Kompliments.

Das ist aufregend, weil dir plötzlich klar wird, dass du nicht von den Umständen abhängig bist, was dein Gefühlsleben und dein Verhalten angeht. Du bist frei, zu fühlen und zu handeln, wie du willst. Du kannst dein eigenes Leben weitgehend selbst gestalten.

Schlagartig verstehst du, dass du Angst hast, weil du dir Sorgen machst, nicht weil wirklich eine Gefahr droht. Ohne die Sorgen hast du keine Angst mehr. Du befürchtest nicht mehr, die Kündigung zu erhalten, weil du weißt, dass du etwas Neues, vielleicht Besseres finden kannst. Deine Angst, Liebgewonnenes und Angenehmes zu verlieren, verschwindet in dem Maß, in dem du begreifst, dass es mehr als ein Ding gibt, das du lieb gewinnen kannst. Die Welt ist voller angenehmer Erfahrungen, wenn du bereit bist, dich innerlich dafür zu öffnen.

Ich kenne einen Menschen, der eine Einladung abgelehnt hat, in der Annahme, sie sei nicht ernst gemeint und er in Wirklichkeit nicht erwünscht. Wie sich für ihn später herausstellte, beruhte dies auf reiner Einbildung. Mit einer solchen Einstellung ist es unmöglich, erfreuliche Erfahrungen mit anderen zu machen. Ob dieser Person das klar geworden ist? Oder wird sie beim nächsten Mal womöglich wieder so ablehnend reagieren?

Die meisten sind sich des lebensbestimmenden Einflusses ihrer Überzeugungen nicht bewusst, nicht einmal alle, die sich den Spruch »Du bist deines Glückes Schmied« an die Wand gehängt haben.

Gedanken lösen Gefühle aus.
Fantasien lösen Gefühle aus.
Die innere Einstellung bestimmt das Handeln.
Es sind nicht die Dinge.

Durch aufmerksame Beobachtung deiner Gefühle, Handlungen und Gedanken kannst du diese Zusammenhänge selbst erkennen. Dann ist es nichts Angelesenes mehr, sondern dein persönliches Erleben. Es wird zu Erfahrungswissen.

Dabei merkst du auch, dass die Einsicht in den Zusammenhang der Gedanken, Gefühle und Handlungen allein noch nichts ändert. Dafür ist mehr erforderlich als reine Beobachtung. Übung zum

Beispiel. Du kannst lernen, anders über bestimmte Dinge zu denken. Oder du prüfst deine Gedanken und nimmst nur noch die ernst, die auf Tatsachen beruhen und dir nützen.

Achtsamkeit begleitet den gesamten Veränderungsprozess.

Was entsteht, vergeht; was vergeht, entsteht

Schon bei der Beobachtung des Atems wird einem irgendwann bewusst, dass er kein Zustand, sondern ein Prozess ist. Er ist kein einmaliges, bleibendes Ereignis. Vielmehr wiederholt er sich ständig, was jedoch nicht bedeutet, dass ein Atemzug dem anderen gleicht. Im Laufe des Tages verändern sich die Atemzüge in ihrer Tiefe und in ihrer Frequenz, abhängig vom Sauerstoffbedarf und der Fitness des Körpers.

Der Atem entsteht und vergeht.

Dasselbe gilt für alle anderen körperlichen Vorgänge. Die Haltung ändert sich. Wärme und Kälte wechseln einander ab. Die mit dem Körper vollzogenen Tätigkeiten kommen und gehen. Das gesamte Leben ist dynamisch.

Man erlebt, wie die Gedanken entstehen und vergehen. Auf die sie begleitenden Gefühle trifft dasselbe zu. Keine Emotion bleibt sich in Dauer, Häufigkeit und Intensität gleich. Selbst wenn es so etwas wie Grundstimmungen zu geben scheint, wird man feststellen, dass sie nicht von Dauer sind. Zeitweise verschwinden selbst sie.

Umso erstaunlicher ist es, dass wir so oft erwarten, wir, die anderen und die Umwelt müssten gleich bleiben. Besonders die Tatsache des Todes erschüttert uns, wenn wir keine Einsicht in die Vergänglichkeit aller Wesen haben und noch nicht gelernt haben, damit angemessen umzugehen.

Ich sage gerne, dass allein ein Blick in ein Geschichtsbuch uns darüber belehren müsste, dass nichts so bleibt, wie es ist. Staaten und Weltreiche kommen und gehen. Die Entstehungs- und Auflösungsprozesse mögen sich über Jahrhunderte erstrecken, aber sie sind unaufhaltsam.

Selbst die Kontinente, die doch so fest gegründet scheinen und auf deren Erde wir stehen, bewegen sich, zwar nur in Bruchteilen von Millimetern, aber deutlich messbar. Besonders erschütternd, sowohl körperlich als auch geistig, empfinden Menschen es, wenn sie ein Erdbeben erleben. Das ist etwas Seltenes, jedenfalls wenn es schwer ist, aber gerade deshalb ist es so eindrucksvoll.

Menschen suchen äußeren Halt und können ihn in einer sich ständig verändernden Welt nur vorübergehend finden. Damit kommen sie nur schwer zurecht. Sie klammern sich an ihre Partnerschaft, an ihre Familie, an ihr Grundstück, an ihr Geld und Vermögen, an ihren Beruf, an ihren Körper, an ihre Persönlichkeit, an ihr Ansehen, an ihre Macht, an ihr irdisches Leben – nur um eines Tages feststellen zu müssen, dass nichts davon ewig dauert.

Doch bekanntlich gewöhnt man sich an alles. Je bewusster man die allgegenwärtige Veränderung erlebt, desto weniger versucht man, sie zu vermeiden oder gegen sie zu kämpfen. Die Lösung (das ist durchaus wörtlich zu verstehen) kann nicht im Festklammern bestehen, sondern nur im Loslassen. Starrheit ist keine Hilfe. Nur Flexibilität im Denken, Fühlen und Handeln ermöglicht die notwendigen Anpassungen an eine sich unaufhörlich verändernde Umwelt.

Alles ist unvollkommen

Viele Menschen leiden und sind sich dessen gar nicht mehr richtig bewusst. Stress ist zu ihrem Lebensgefühl geworden. Sie erinnern sich kaum noch an glücklichere, entspanntere Zeiten. Achtsamkeit ist die Voraussetzung, sich vom Leiden befreien zu können.

Solange das Leiden nicht bewusst ist, kann man es nicht zum Besseren wenden.

Es kommt selten vor, dass jemand wie Siddhartha seinen goldenen Käfig verlässt. Er war der Sohn des Königs und damit der potenzielle Thronfolger. Nur weil Siddhartha sich nichts vormachte, sondern sich eingestand, dass er unter seinem Leben litt, war es ihm möglich, einen anderen Weg zu finden.

Leiden ist oft der Ausgangspunkt für ein glückliches Leben. Eine ganze Reihe von Biografien beginnt wie die von Siddhartha. Manche schaffen es, ein neues, glücklicheres Leben zu beginnen, weil ihnen klar wird, dass sie so wie bisher nicht weitermachen wollen.

Unzufriedenheit ist jedoch ein Gefühl, das fast jeder kennt. Darüber sollte man nicht einfach hinweggehen, sondern wie bei einem leichten Schmerz nach der Ursache suchen, damit das Problem nicht schlimmer wird. In vielen Fällen lässt sich etwas tun, damit Zufriedenheit entsteht.

Eine bestimmte Form von Unzufriedenheit hat ihre Ursache ausschließlich im Inneren. Sie hat damit zu tun, dass alles unvollkommen ist. Es ist die Suppe mit dem sprichwörtlichen Haar darin. Oder sie ist zu kalt oder zu warm, zu stark oder zu wenig gewürzt. Irgendetwas kann immer fehlen oder im Übermaß vorhanden sein.

Diese spezielle Unzufriedenheit entsteht durch einen Vergleich mit dem Idealzustand. Gemessen an einem erdachten Ideal sind die Dinge unvollkommen. Was entsteht und vergeht, kann prinzipiell auf Dauer nicht ideal sein. Kinder sind im Werden begriffen. Man muss ihnen nachsehen, dass sie manches noch nicht können, sondern es erst noch lernen müssen. Alte Menschen bedauern den Verlust von Fähigkeiten, die sie einst besaßen, aber mit der Zeit eingebüßt haben. Man verlernt vieles, was man einst konnte. Selbst Menschen »im besten Alter« sind oft nicht zufrieden, weil ihnen etwas fehlt, das sie gerne noch hätten, oder etwas bereits nicht mehr besitzen, was ihnen einmal gehörte.

Vergleiche, die einen nur unzufrieden machen, sollte man sich sparen. Ist der Mond unvollkommen, nur weil er ständig zu- und abnimmt? Ist nur ein Vollmond ein richtiger Mond? Ist der Neumond nichtexistent geworden? Ist alles nicht nur eine Frage der Betrachtung?

Wenige Künstler haben so viele Konzerte gegeben wie Bob Dylan. Seit mehr als sechzig Jahren tritt er auf, oft mit hundert Konzerten im Jahr. Das summiert sich auf einige Tausend Auftritte in seinem Leben. Bob Dylan weiß, dass ein Live-Musiker nicht immer in Hochform sein kann. Daher ist es ihm relativ egal, ob er gut oder schlecht gespielt hat. Jedes Konzert ist einzigartig, mit gelungenen und weniger gelungenen Momenten. Nach einem guten Konzert kann ein schlechtes folgen und umgekehrt. Für die Zuhörer mag dies eine Rolle spielen. Ihm darf es nicht zu wichtig sein. Würde er ständig darüber nachdenken, hätte er die ganze Zeit nur Stress. Wie die Gesamtheit seiner Konzerte war, kann nur einer beurteilen, weil nur einer bei allen dabei war: Bob Dylan!

Wer bin ich?

Wie beschreibst du einer anderen Person, wer du bist? Die meisten nennen ihren Namen, ihren Beruf und, wenn gewünscht, ihre Adresse. Aber macht das ihre Person aus? Lässt sich der Name nicht ändern, zum Beispiel durch Heirat, genau wie man den Beruf oder den Wohnort wechseln kann? Wird man ein anderer, indem man es tut?

Stell dir vor, du ziehst nach Afrika, verdienst dein Geld auf andere Weise als hier, vielleicht mit Haareschneiden oder Landwirtschaft, nimmst einen neuen Namen an, kleidest dich ganz anders: Dann bist du äußerlich auf jeden Fall ein anderer Mensch. Deine Freunde würde dich nach einiger Zeit vielleicht gar nicht mehr erkennen.

Das Wiedererkennen vertrauter Menschen fällt ohnehin schwer, wenn man sie Jahrzehnte nicht gesehen hat. So habe ich es bei einem Treffen meiner Grundschulklasse erlebt. Nach fünfzig Jahren war für mich kaum noch jemand wiederzuerkennen. Bei einigen war es gerade so eben noch möglich, bei anderen gänzlich ausgeschlossen.

Aber Name, Aussehen, Kleidung, Frisur, Wohnort, Beruf: Das sind alles noch Äußerlichkeiten? Was ist mit dem Denken, Fühlen und Handeln? Dies zu ändern ist schon wesentlich schwerer. Deshalb heißt es, dass man vor sich selbst nicht davonlaufen kann. Das Ego folgt einem wie der eigene Schatten. Aber Vorsicht, auch das ist wieder nur eine Metapher. Es ist sehr wohl möglich, das Denken, Fühlen und Handeln zu ändern, nur wissen die wenigsten, wie. Die Schwierigkeit, sich zu ändern, liegt also weniger an der Persönlichkeit als solcher als vielmehr an der Tatsache, dass kaum jemandem bekannt ist, wie das Ich sich zusammensetzt und wie man es wandeln kann.

Buddha hat bei der achtsamen Untersuchung der gesamten Innen- und Außenwelt die Möglichkeit der Persönlichkeitsveränderung in allen Einzelheiten klar erkannt. So war es ihm möglich, sich von einer unglücklichen, ängstlichen und depressiven Person zum vielleicht glücklichsten Menschen seiner Zeit zu machen. Vergleichbares gelingt bisher nur wenigen.

Die Gedanken bilden unser Ego. Genau betrachtet, ist das Ich nichts anderes als ein Konstrukt aus Erinnerungen, Zukunftsvorstellungen, Bewertungen, Überzeugungen, Glaubenssätzen, Regeln, Pflichten, Vorschriften und Informationen, die wir täglich in unser Gedächtnis aufnehmen.

Das Ich ist keine Einheit, sondern ein Kompositum. Im Prinzip ist jede einzelne Komponente wandelbar. Erst in jüngster Zeit haben NeurowissenschaftlerInnen herausgefunden, dass das menschliche Gehirn ein Leben lang formbar bleibt. Das Verdikt, dass wir nach unserer Jugend nichts Wesentliches mehr dazulernen können, ist beseitigt. Die Epigenetik sagt uns seit Kurzem, dass die Gene nicht unser Schicksal bestimmen. Bisher galt dies als unumstößliches Dogma. Welche Gene auf welche Weise aktiv werden, hängt von einer Vielzahl von Faktoren ab. Unser Denken und Fühlen scheint einen entscheidenden Einfluss darauf zu haben. So hat die moderne Wissenschaft endlich Anschluss an ein Erfahrungswissen gefunden, das bereits vor 2500 Jahren im fernen Indien bei Buddha vorhanden war.

Jeder kann durch eigene Beobachtung erkennen, dass das, was er oder sie zusammenfassend als »Ich« bezeichnet, in Wirklichkeit aus mehreren Teilen besteht, die sich immer feiner aufgliedern lassen. Keines dieser Teile ist beständig. Alles ist im Entstehen und Vergehen begriffen.

Unsere »Persönlichkeit« existiert nur in unserem Kopf und in den Köpfen derer, die uns kennen. Fremde wissen nicht, wer wir sind. Sie teilen keine Erinnerungen mit uns. Buddha hat als ein wesentliches Daseinsmerkmal die Ichlosigkeit hervorgehoben. Damit ist nicht gemeint, wie oft fälschlicherweise behauptet wird, dass das Ego per se eine Illusion sei. Nur die Vorstellung, die Persönlichkeit sei unveränderlich, beruht auf einem Irrtum.

Nicht einmal das Bild, wie wir uns sehen, stimmt mit dem, wie andere uns sehen, überein. Jeder Einzelne, dem wir begegnen, nimmt uns unterschiedlich wahr. Deshalb weisen Biografien von Prominenten, die auf den Zeugnissen ihrer Mitmenschen beruhen, normalerweise Widersprüche auf. Ein einheitliches Bild würde der Vielschichtigkeit einer Person nicht gerecht. So wie eine Landkarte nicht mit der dargestellten Landschaft identisch ist, so wenig bildet ein Foto oder eine Personenbeschreibung einen Menschen ab. Die Frage »Wer bin ich?« ist aufgrund der Unschärfe des Begriffs »ich« nur annähernd, jedoch niemals abschließend zu beantworten.

Der wichtigste Grund, achtsam zu sein

Achtsamkeit steht für Bewusstsein, Bewusstheit, Aufmerksamkeit, reines Beobachten, Klarblick, Geistesgegenwart und Erkenntnis. Sicherlich sind diese Begriffe nicht identisch, aber wir können die Unterschiede vernachlässigen, um das Wesentliche zu verstehen.

Achtsamkeit ist die Fähigkeit des Geistes, mit allen zur Verfügung stehenden Sinnen einen Gegenstand genauestens zu beobachten, ohne ihn als »gut« oder »schlecht« zu bewerten. Es geht darum, die Dinge so zu sehen, wie sie sind, nicht so, wie wir sie gerne hätten. Das ist keine leichte Aufgabe. Du kannst es selbst ausprobieren.

Geh durch die Stadt oder die Natur und bewerte alles, was du siehst, hörst, riechst oder fühlst. Normalerweise machen wir das unbewusst. Es geht blitzschnell: »Schlecht, gut, gut, schlecht, gut, schlecht.« Wir müssen uns dabei nicht einmal bewusst werden, was wir wahrnehmen, um es zu bewerten. Wir ordnen die Menschen und Dinge in unserer Umgebung sofort ein.

Nun hör damit auf und schau dir bewusst an, was du siehst. Nimm Einzelheiten wahr. Hör genau, was du hörst. Achte auf Einzelheiten. Soweit Bewertungen sich einmischen, mach sie dir bewusst. Anschließend schau, hör und fühl wieder. Nimm dir Zeit. Verweile bei einem Menschen oder Gegenstand. Das muss nicht Stunden dauern, nur etwas länger als sonst.

Sieh dir genauer an, was du spontan ablehnst. Gerade das! Bleib dabei, löse dich vorübergehend von deiner negativen Bewertung. Dann tu das Gleiche mit allem, was dir gefällt. Betrachte die Einzelheiten. So ergibt sich oft ein differenzierteres Bild. Es muss nicht bedeuten, dass du deine Bewertung änderst, aber du weißt dann genauer, was du magst und was du ablehnst. Es kann aber passieren, dass du im »Schlechten« etwas »Gutes« findest sowie im »Guten« etwas »Schlechtes«. Deine Eindrücke werden in jedem Fall genauer.

Achtsamkeit ist eine der Voraussetzungen, sich vom Leiden zu befreien. Sie ist kein Selbstzweck. Vielmehr dient sie der Erkenntnis. Eine der wichtigsten Erkenntnisse wird die sein, dass das Leiden, der Stress, im Kopf entsteht. Es sind bestimmte Gedanken, die einem zu schaffen machen, niemals die Tatsachen an sich.

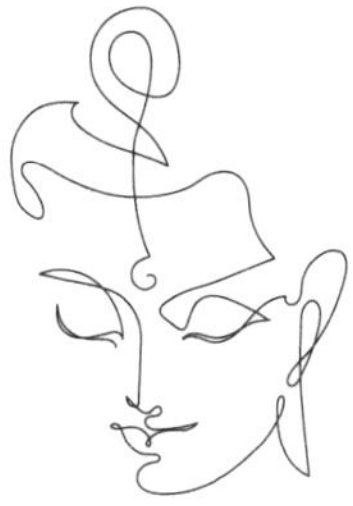

Probleme mit dem Geschenk der Achtsamkeit

Wenn das Mittel mit dem Ziel verwechselt wird

Kann ein unachtsamer Mensch sich von seinem Stress befreien? Wohl kaum. Ist umgekehrt ein achtsamer Mensch zugleich stressfrei? Auch das trifft nicht unbedingt zu. Offenbar ist Achtsamkeit eine notwendige, aber keine hinreichende Bedingung für die Befreiung vom Leiden.

Es gibt eine ganze Reihe von Erfahrungsberichten aus buddhistischen Zentren, die das Leben dort beschreiben. Zwar mag oft eine gewisse äußere Ruhe vorhanden sein, aber als spannungsfrei wird weder der innere Zustand noch das Zusammenleben der Menschen geschildert. Vielleicht äußern sich ja überwiegend die Frustrierten, die ihren Aufenthalt irgendwann desillusioniert abbrechen. Aber es drängt sich der Verdacht auf, dass Meditation und Achtsamkeit in ihrer Bedeutung verkannt wurden.

Der amerikanische Achtsamkeitslehrer Jack Kornfield schreibt in seinem Buch »Frag den Buddha – und geh den Weg des Herzens« unumwunden: »Nach ein paar Jahrzehnten Erfahrung mit östlichen Praxisformen im Westen sehen wir allmählich klar den Preis dafür, dass wir den Bereich persönlicher Probleme aus der spirituellen Praxis ausgeklammert haben.« Die eigenen Lebensprobleme seien oft die Ursache des größten Leidens. Die spirituelle Praxis werde vielleicht unbewusst dazu benutzt, der Arbeit an diesen auszuweichen. Ausdrücklich spricht Kornfield die Enttäuschung mancher Praktizierender an, die nach einem zehn oder sogar fünfzehn Jahre dauernden Aufenthalt in einem buddhistischen Kloster feststellen müssen, dass sie ihr Leben noch immer nicht bewältigen können.

Kornfields Aussagen sind in der Tat ernüchternd. Erstaunlich ist nur, dass er Meditation und Achtsamkeit vor allem als spirituelle Praxis deutet, was sie in Buddhas Lehre nicht sind. Im Gegenteil: Buddha hat mit genau diesen Mitteln seine persönlichen Probleme bearbeitet und sich beispielsweise von seinen Ängsten befreit. Für ihn gab es keinen Gegensatz zwischen Spiritualität und Alltag.

Kornfield, dessen Bücher ich grundsätzlich sehr schätze, thematisiert eine Fehlentwicklung buddhistischer Achtsamkeitspraxis, die die Mittel mit dem Ziel verwechselt. Sowohl Meditation als auch

Achtsamkeit sind Werkzeuge: nicht mehr und nicht weniger. Um wirksam zu werden, müssen sie stets im Dienste der Leidbefreiung stehen. Werden sie als reiner Selbstzweck betrachtet, können sie ihre Aufgabe nicht erfüllen.

Es geht also nicht darum, zu meditieren, um zu meditieren, oder achtsam zu sein, um achtsam zu sein, sondern beides dient dem Zweck, sein eigenes Leiden zu erkennen, dessen Ursachen zu erforschen und mögliche Lösungen in Betracht zu ziehen. Alle Lösungsmöglichkeiten müssen anschließend konsequent angewendet werden. Diesen Prozess setzt man so lange fort, bis die wahren Ursachen und die geeigneten Gegenmittel gefunden wurden.

Die Spaltung des Lebens in den Alltag einerseits und besondere Achtsamkeitsübungen andererseits kann nicht funktionieren. Wenn Achtsamkeit einen Sinn haben soll, muss sie in den Momenten des größten Leidens zum Einsatz kommen, am besten jedoch schon bei kleinen Anzeichen von Stress, weil dieser im Anfangsstadium am leichtesten aufzulösen ist.

Es ist bedauerlich, dass oft so viel Wert auf Rituale gelegt wird und Meditation und Achtsamkeit als quasi heilige Handlungen zelebriert werden, wo sie doch mitten im Alltag von Nutzen sein sollten. Buddhas einzige Themen waren das Leiden und wie man sich davon befreit.

Für das persönliche Leiden eine Therapie statt Buddhas Lehre zu empfehlen nimmt ihr ihre wahre Bedeutung. Richtig verstanden und angewendet, weist sie dem Geist den Weg zu größtem Glück, tiefstem Frieden und allumfassender Liebe.

Traubenessen in Zeitlupe

Unachtsame Menschen neigen zu ständiger Eile. Sie sind so auf ihre Ziele fixiert, dass sie es kaum abwarten können, diese zu erreichen. Die Gier treibt sie voran. Schnelligkeit hat höchste Priorität. Dabei wird auf Körper und Geist keine Rücksicht genommen. Durch die unaufhörliche Hetze verspannen und verkrampfen sich die Muskeln. Die Gedanken jagen. Die Gefühle sind aufgewühlt. Selbst die Pausen werden mit Aktivitäten angefüllt: E-Mails werden gecheckt, Anrufe erledigt, Kaffee getrunken, eine Zigarette geraucht, die Toilette aufgesucht. Bloß nicht untätig herumsitzen!

Daher sind Achtsamkeitslehrer auf die Idee gekommen, Übungen vorzuschlagen, in denen das Tun extrem verlangsamt wird. Besonders das Essen von Trauben scheint es ihnen angetan zu haben. Nicht Kirschen, Pflaumen oder Aprikosen, sondern Trauben. Vielleicht war der Erste, der sich diese Übung ausgedacht hat, ein Liebhaber von Trauben.

Bei dieser Übung soll nun eine einzelne Traube sehr langsam und sehr achtsam gegessen werden. Achtsamkeit wird mit Langsamkeit gleichgesetzt. Es beginnt mit der Betrachtung der Traube. Diese wird sorgfältig gedreht und gewendet. Ihre Farbe, ihre Form, ihre Schale werden lange betrachtet. Es folgt der Tastsinn. Die Oberfläche der Traube wird sanft berührt. Die Festigkeit oder Weichheit der Frucht wird genau registriert. Man könnte die Traube vorsichtig auf eine Unterlage fallen lassen, einen Teller oder einen Holztisch, um dem Geräusch zu lauschen, das eine aufprallende Traube verursacht.

Ich will die Beschreibung dieser Übung hier nicht fortsetzen. Nur so viel: Irgendwann wird die Traube gegessen, und zwar genauso bedächtig, mit maximal reduzierter Geschwindigkeit.

Tatsächlich kann diese Übung dazu führen, dass jemand zum ersten Mal in seinem Leben eine Traube mit all seinen Sinnen wahrnimmt und sie wirklich schmeckt. So könnte das Essen einer einzigen Traube zu einem Wendepunkt werden. Vielleicht passiert das bei dir, wenn du die Übung selbst einmal ausprobierst.

Doch habe ich Zweifel, dass diese Übung im Leben der meisten Menschen viel verändert. Die Übung suggeriert, dass man nur achtsam sein kann, wenn etwas sehr langsam geschieht. Es entsteht der Eindruck, als ginge es darum, alles genauestens wahrzunehmen.

Beides trifft nicht zu. Wer ganz bei einer Sache ist, erledigt sie schneller als jemand, der die ganze Zeit abgelenkt ist. Schnelligkeit ist ein relativer Begriff. Er muss nicht Hast und Eile bedeuten.

Es ist unmöglich, alles an einem Gegenstand wahrzunehmen, nicht einmal bei einer einzigen Traube. So ist der Geruchs- und Geschmackssinn von Menschen unterschiedlich ausgeprägt. Manche haben von Natur aus eine feinere Nase und einen feineren Gaumen als andere. Dein Hund wird auf eurem Spaziergang mit seiner Nase mehr wahrnehmen als du, egal wie sehr du dich anstrengst.

Es geht auch nicht darum, alles wahrzunehmen, sondern das Wesentliche. Buddha hat es in Bezug auf einen Übenden so gesagt: »So ist seine Achtsamkeit gegenwärtig, eben nur soweit es der Erkenntnis dient, soweit es der Achtsamkeit dient.« An einer anderen Stelle sagt er: »Was nun ist rechte Erkenntnis? Das Erkennen des Leidens, das Erkennen der Leidensentstehung, das Erkennen der Leidensaufhebung, das Erkennen des zur Leidensaufhebung führenden Pfads. Das gilt als rechte Erkenntnis.«

Das zeitlich gedehnte Essen von Trauben wäre Buddha wohl nicht in den Sinn gekommen.

Das betont langsame Traubenessen dürfte die Ausnahme bleiben. Achtsamkeit jedoch sollte der Normalzustand jedes Menschen werden.

Die Übung fällt mit ihrer betonten Langsamkeit in ein anderes Extrem. Buddha hat sich generell dafür ausgesprochen, die Extreme zu meiden.

In einer Zeit, in der Take-away und Coffee to go allgemein üblich geworden sind, wirkt das verzögerte Essen von Trauben weltfremd. Daher wäre es für die meisten Menschen hilfreicher, sich mitten in einer lärmenden Kantine Zeit beim Essen zu lassen. Oder den Kaffee im Gehen etwas achtsamer zu trinken, das mitgenommene Essen mit einer gewissen Aufmerksamkeit zu verzehren. Das ist möglich, ohne dass Passanten einen für verrückt halten. Wenn Meditierende in einem Park in Zeitlupe gehen, wirkt das schon sehr seltsam. Ob Buddha das gefallen hätte? Ich denke, sein Maßstab wäre gewesen, ob es den Meditierenden hilft, sich vom Leiden zu befreien. Übertriebene Langsamkeit kann quälend sein. Deshalb käme es darauf an, dass jeder beim achtsamen Gehen das für ihn oder sie richtige Tempo findet.

Jedenfalls braucht man nicht in jedem Fall viel Zeit, um achtsam zu sein. Achtsamkeit, das ist das reine Beobachten. Manchmal kommt es darauf an, Dinge schnell zu erfassen, um sich vom Leiden zu befreien. Wenn du einen Stein im Schuh hast, bringt es dir nichts, den Schmerz lange Zeit achtsam zu beobachten. Du kannst dich von ihm nur befreien, indem du so schnell wie möglich den Schmerz wahrnimmst, die Ursache erkennst und sie beseitigst, indem du den Stein aus dem Schuh entfernst.

Wenn du deine Achtsamkeit im Alltag auf diese Weise schulst, wirst du nach und nach weniger Stress erleben. Du wirst an einen Punkt kommen, wo du merkst, dass du zu schnell, zu atemlos handelst. Das wird dazu führen, dass du von allein die jeweils richtige Geschwindigkeit für dich findest. Entschleunigung wird so zu einer natürlichen Folge deiner Achtsamkeit, ohne Trauben in Zeitlupe zu essen.

Vergangenheit egal, Zukunft unwichtig?

Wie wichtig es ist, im Hier und Jetzt, also in der Gegenwart zu leben, wird nicht nur in der buddhistischen Literatur betont. Es ist schließlich unbestreitbar, dass die Vergangenheit vergangen und die Zukunft zukünftig ist. So weit, so gut.

Doch hindert das kaum jemanden daran, unbewusst in die Welt der Gedanken und Fantasien abzudriften. Es bleibt eine ständige Aufgabe, ganz wach zu sein und nicht in Tagträumen zu versinken.

Wie viele Menschen hängen noch an den Problemen der Vergangenheit? Sie beklagen das Unabänderliche, fühlen immer wieder den Schmerz, der damals entstanden ist. So wird die Vergangenheit zu einer Quelle des Leidens.

Wie viele Menschen denken schon an mögliche Probleme der Zukunft? Sie machen sich Sorgen über das, was einmal kommen könnte, fühlen einen Schmerz, der auf eingebildeten, jedoch nicht realen Geschehnissen beruht. So wird die Zukunft zu einer Quelle des Leidens.

Kein Wunder, dass das Denken an die Vergangenheit oder an die Zukunft bei einigen Menschen einen so schlechten Ruf genießt. Aber ist es die Vergangenheit, die den Stress hervorruft? Ist es die Zukunft, die ihre Schatten vorauswirft? Keineswegs, es sind allein die Gedanken, die das Leiden auslösen.

Liegt die Lösung wirklich darin, nur noch im Hier und Jetzt zu leben und alle Gedanken an die Vergangenheit und an die Zukunft aufzugeben? So einfach ist es leider nicht. Vielen gelingt es, auch die Gegenwart mit ihren dunklen Gedanken einzutrüben.

Das Problem liegt nicht in den Zeitperspektiven, sondern in der Art der Gedanken. Manche entsprechen den Tatsachen. Sie sind sachlich und frei von negativen Bewertungen. Sie verursachen keinen Stress. Andere dagegen verzerren die Realität. Sie lassen das Positive weg oder spielen es herunter. Sie denken Negatives hinzu, was nicht da ist. Wer so denkt, darf sich nicht wundern, wenn Stress sein ständiger

Begleiter ist. Realitätsfremde, irrationale, pessimistische, kurz leidvolle Gedanken verursachen den Stress, der fälschlicherweise den Dingen selbst zugeschrieben wird.

An die Vergangenheit zu denken kann sinnvoll sein. Von Buddha heißt es, dass er seine Vergangenheit weit zurück bis in frühere Leben kannte. Er hat sie analysiert und sich vorgenommen, die gemachten Fehler nicht zu wiederholen und stattdessen alles zu mehren, von dem er erfahren hatte, dass es ihm wohltat. So wird die Vergangenheit zu einer Quelle des Glücks.

Ebenso sinnvoll kann es sein, an die Zukunft zu denken. Nachdem Buddha sich von seinem Leiden befreit hatte, entwickelte er Pläne für die Zukunft. Wie wollte er sie gestalten? Eine Zeit lang spielte er verschiedene Möglichkeiten in Gedanken durch. Schließlich entschied er sich dafür, anderen beizubringen, wie sie ebenfalls ihr Leiden beenden könnten. Höchstes Glück, tiefer innerer Friede und allumfassende Liebe waren Buddhas Leitsterne. So wird die Zukunft zu einer Quelle der Freude.

Ganz im Hier und Jetzt leben zu wollen ist eine oberflächliche Interpretation der Achtsamkeit. Es gilt, aus der Vergangenheit zu lernen und die Zukunft zu gestalten. Buddha ließ sich nicht wie ein Blatt im Wind mal hierhin und mal dorthin treiben. Er wusste genau, was er wollte. Sein Handeln folgte einem klaren Ziel: entstandenes Leiden nicht zu verstärken, sondern es zum Verschwinden zu bringen und nicht neu entstehen zu lassen. Für dieses Ziel hatte er einen genauen Plan. Seine nächsten Schritte überlegte er sich sorgfältig.

Sich in die Gegenwart flüchten zu wollen ist ebenso falsch wie die Flucht in die Vergangenheit oder in die Zukunft. Niemals an die Vergangenheit oder an die Zukunft zu denken ist kein Zeichen eines besonders entwickelten, bewussten Menschen. Einen solchen erkennt man vielmehr an der Freiheit vom Leiden.

Die Illusion vollkommener Achtsamkeit

Wenn man beschließt, achtsam zu leben, sollte man nicht annehmen, dass einem dies die ganze Zeit ununterbrochen möglich ist. Achtsam zu sein bedeutet, nur zu beobachten. In der reinen Beobachterposition zu sein ist etwas Besonderes. Man tritt, bildlich gesprochen, ein wenig aus dem Alltagsgeschehen heraus, um mit allen Sinnen wahrzunehmen, was in dem jeweiligen Augenblick passiert. Damit befreit man sich vorübergehend von der Teilnahme am Geschehen. Man beschränkt sich darauf, zu sehen, zu hören, zu spüren, zu schmecken und zu riechen. (Ich schreibe bei offenem Fenster, es ist Juni, in Berlin blühen die Linden, ein süßer, angenehmer Lindenblütenduft liegt überall in der Luft.)

Der Beobachterposition steht die Handlungsposition gegenüber. Sobald mir jemand eine Frage stellt, kann ich nicht mehr nur achtsam sein. Ich denke über die Antwort nach und nehme vieles um mich herum nicht mehr so intensiv wahr wie als reiner Beobachter. Selten sind die Beobachter- und die Handlungsposition klar getrennt. Im Alltag achtsam zu sein bedeutet, ab und zu in die Beobachterposition zu wechseln.

Um zu verdeutlichen, was damit gemeint ist, möchte ich einen Vergleich zum Theater ziehen. SchauspielerInnen dürfen während des Spiels nicht aus der Rolle fallen. Vielmehr sind sie nur besonders überzeugend, wenn sie in ihr aufgehen. Die Handlungsabläufe auf der Bühne wurden im Laufe vieler Proben automatisiert. Balletttänzer zählen während des Tanzes sogar ihre Schritte, damit die einstudierte Choreografie genau stimmt. Die SchauspielerInnen haben ihre Texte auswendig gelernt. Bei Dialogen wird auf bestimmte Stichwörter geachtet, die signalisieren, wer was wann sagt und tut. Was für die Zuschauer spontan und natürlich wirkt, wenn es gut gespielt ist, ist in Wirklichkeit eine perfekte Inszenierung.

Keine SchauspielerIn kann es sich längere Zeit leisten, mit ihrer Achtsamkeit beim Publikum, etwa bei Geräuschen oder Zwischenrufen, zu verweilen. Auch

Fehler müssen überspielt werden. Die Show geht weiter, egal was passiert. Das heißt, dass die SchauspielerInnen ihre Aufmerksamkeit nur auf einen kleinen Ausschnitt dessen richten, was ihre Sinne beobachten könnten.

Als Mensch kann man Beobachter, Schauspieler oder Regisseur sein, jedoch nie gleichzeitig. Man muss sich entscheiden, ob man nur beobachten, ganz in das Spiel eintauchen oder erst einmal festlegen will, welchen Part man überhaupt übernehmen möchte.

Am besten ist es, regelmäßig zwischen den drei Positionen zu wechseln.

Nur wer in einem Straßencafé oder in einem Park sitzt, kann für ein paar Minuten oder Stunden einfach nur beobachten, was sich um ihn oder sie herum ereignet oder welche Gedanken und Gefühle durch sein oder ihr Inneres ziehen.

Ich erinnere mich gerne daran, wie ich als Kind im Sommer draußen in den Straßen auf dem Hinterrad meines Rollers sitzend Menschen und Tiere beobachtete. Für die allermeisten Erwachsenen war ich ein Niemand, ein Kind, nicht der Beachtung wert. Die Hunde und Tauben, die es damals in großer Zahl in der Stadt gab, machten sowieso, was sie wollten. Sie nahmen ebenfalls kaum Notiz von mir. Es war, als ob ich eine Tarnkappe aufhatte. Es war ein außergewöhnlicher Status, den ich genoss. Ich konnte ungezwungen Straßenarbeiter beobachten, PassantInnen,

VerkäuferInnen und Kunden vor den Obstläden, Wartende an Bushaltestellen, Ball spielende oder hopsende Kinder (die guckten schon eher). Das bunte Treiben auf den Straßen gefiel mir. Wenn es mir langweilig wurde, rollerte ich einfach eine Ecke weiter.

Dennoch ist es selbst in einer so privilegierten Beobachterrolle nicht möglich, alles wahrzunehmen. Wir sehen immer nur Ausschnitte. Was sich bei einer erhöhten Achtsamkeit ändert, ist die Größe des Ausschnitts. Im Laufe des Tages schwankt die Aufmerksamkeit, abhängig von Faktoren wie Interesse und Wachheit.

Man sollte sich als Achtsamkeit Übender am besten erst gar keinen Illusionen hingeben, dass man alles beobachten könnte. Selbst diejenigen, die in Zeitlupe schreiten, um besonders achtsam zu gehen, blenden das Übrige um sie herum aus. Sie sind sich zwar ihrer Gehbewegungen besonders stark bewusst, aber um den Preis, von allem anderen kaum etwas mitzubekommen.

Heilserwartungen

Natürlich hat Buddha mit seiner Lehre selbst die Erwartung geweckt, man könne damit das größte Glück auf Erden finden. Aber man sollte sich des Zusatzes »auf Erden« bewusst bleiben. Egal wie sehr du Achtsamkeit übst, egal ob es dir gelingt, zu einem Buddha zu werden: Du lebst weiter im Land des Leidens, der Unvollkommenheit, der ständigen Veränderungen und der Schmerzen.

Das bedarf der Erklärung. Für manche klingt es wohl wie ein Widerspruch. Das ist gut so; denn damit kommen wir der Wahrheit näher, als wenn alles in einem widerspruchsfreien Kontext erscheint. Die Einheit der Gegensätze erkennen, die Paradoxien des Lebens tolerieren: Darum geht es!

Beginnen wir mit dem Unterschied von Schmerz und Leid. Um des Verständnisses willen ist es von Vorteil, als Schmerzen nur die körperlich bedingten Missempfindungen aufzufassen. Leiden bezeichnet in diesem Zusammenhang nur die geistig bedingten Probleme. In der Alltagssprache werden beide Begriffe synonym gebraucht.

Die Buddha-Lehre lindert oder beseitigt in erster Linie das Leiden, also den durch Gedanken hervorgerufenen Stress. Dieser ist weitgehend vermeidbar. Körperliche Krankheiten sind oft die Folge anhaltenden psychischen Stresses. Deshalb bessert sich die körperliche Gesundheit oft, wenn es gelingt, das seelische Leiden aufzuheben. Körper, Geist und Seele sind nicht strikt voneinander getrennt. Besserungen oder Verschlechterungen in einem der drei Bereiche ziehen Veränderungen in den anderen unweigerlich nach sich.

Trotzdem ist körperlicher Schmerz bei aller Achtsamkeit nicht hundertprozentig vermeidbar. Es kann immer passieren, dass man einen Unfall im Haushalt oder auf der Straße hat oder einen im Sommer Mücken stechen. Das bringt körperliches Missempfinden mit sich, muss aber nicht im selben Maß zu psychischem Leiden führen. Nur ein Gedanke kann aus einem Ereignis, einer Tatsache etwas Gutes oder etwas Schlechtes machen. Die Dinge selbst lösen nichts aus, es sei denn, körperliche Schmerzen oder körperliches Wohlbefinden. So werden die meisten ein wohltemperiertes Bad als angenehm empfinden. Es ist eine Wohltat für den Körper. Nur ein Gedanke kann eine Wohltat in etwas Negatives umdeuten. Umgekehrt geht das auch, und das ist eine der Erkenntnisse der Achtsamkeit: durch persönliche Erfahrung zu erleben, wie Gedanken und Gefühle zusammenhängen und veränderbar sind.

Auch vollständig Erwachte, also Buddhas, fühlen Schmerz. Aber sie machen kein Drama mehr daraus. Vorübergehend ist der Geist sogar in der Lage, körperlichen Schmerz auszublenden. Auf dieser Basis haben Menschen normalerweise sehr schmerzhafte Operationen ohne Narkose durchführen lassen. Wohlgemerkt, dabei handelte es sich um Personen, die sonst sehr wohl schmerzempfindlich sind. Derartige geistige Techniken, deren Einzelheiten aber nicht Teil dieses Buchs sind, erlauben chronischen

Schmerzpatienten bei entsprechender Vermittlung weitgehende Schmerzfreiheit.

Es wird viele überraschen, dass nicht nur Ängste, sondern auch Schmerzen, ja, im Grunde das gesamte Leiden gelernt wird. Wir leben leider in einer Leid-Kultur. Die Hauptreligion des Westens, das Christentum, thematisiert an zentraler Stelle das Leiden Christi. Sein Foltertod am Kreuz ist *das* Symbol des Christentums. Dass die Botschaft Jesu die Nächstenliebe war, droht dabei etwas unterzugehen. Sonst wären nicht so viele Kriege (Kreuzzüge!) im Namen Gottes geführt worden.

Selbst Menschen, die sich vom Christentum losgelöst haben und keiner Kirche angehören, nehmen die kollektiven Leidensüberzeugungen von Kindheit an in sich auf. Es bedarf eines tiefgreifenden Umlernprozesses, um sich davon zu befreien.

Noch so viel positives Denken vermag wenig an der Grundausrichtung unserer Gesellschaft zu ändern. »Don't worry, be happy« ist einfach zu oberflächlich. Tiefsitzende Überzeugungen sind so nicht zu erreichen. Sie wirken weiter hinter der Fassade aufgesetzter Fröhlichkeit und Freundlichkeit.

Der tiefe Glauben, dass das Leben nichts weiter als Leiden sei, bestimmt nicht nur die westlichen Gesellschaften, sondern auch andere Kulturen und ihre

Religionen. Dabei kommt es in Bezug auf Buddhas Lehre leicht zu einem Missverständnis. Buddha hat vier Wahrheiten verkündet: erstens die Wahrheit vom Leiden, zweitens die Wahrheit von der Entstehung des Leidens, drittens die Wahrheit von der Aufhebung des Leidens und viertens die Wahrheit vom zur Aufhebung des Leidens führenden Weg.

Die erste Wahrheit wird oft so gedeutet, als habe Buddha sagen wollen, dass das Leben Leiden sei. Menschen, die nach der christlichen Lehre erzogen wurden, spricht dieser Satz oft besonders an, wenn sie auf den Buddhismus stoßen. Er scheint ihre erlernten Grundüberzeugungen zu bestätigen. Dabei übersehen sie, dass das Leiden nach Buddhas Lehre der Beginn eines glücklichen, gelassenen und liebevollen Lebens sein kann, und zwar noch in diesem Leben und ohne den Gnadenerweis einer höheren Macht. Der Kern der Buddha-Lehre ist die Befreiung vom Leiden, so wie er es persönlich vorgelebt hat.

Die damit verbundene Heilserwartung ist berechtigt. Sie bedeutet nur nicht die absolute Überwindung allen Leidens und erst recht nicht die hundertprozentige Überwindung von Kälte, Hitze, Hunger, Durst oder Schmerz. Ist diese Einschränkung enttäuschend? Ja, aber in einem heilsamen Sinne. Täuschungen gilt es zu überwinden.

Irdisches Glück kommt und vergeht, genauso wie auch Schmerz oder Leid kommen und vergehen.

Entscheidend ist, dass Glück und Wohlbefinden zur Regel werden können, statt dass sie die Ausnahme bilden.

Befreiung vom Leiden ist kein ein für alle Mal erreichbarer Zustand. Du fängst jeden Tag wieder bei null an. Neue Widerstände, neue Probleme, neue Herausforderungen kommen auf dich zu – ein Leben lang. Schlimmer noch: Die alten Widerstände, Probleme und Herausforderungen sind vielleicht immer noch da oder kehren zeitweise zurück. Das ist die Wahrheit vom Leiden.

Aber die drei anderen Wahrheiten deuten darauf hin, dass Glück, Gelassenheit und Liebe trotzdem möglich sind, und zwar in großer Fülle. Die Befreiung vom Leiden als Normalzustand ist real, aber sie bleibt eine ständige Aufgabe. Du kannst dich nicht durch einen einzigen Kraftakt für immer befreien. Mit der Zeit wird es jedoch immer leichter, wenn du erst einmal den Dreh raushast.

Du kennst diese Zusammenhänge aus dem körperlichen Bereich. Fit zu werden braucht Zeit und Training. Von nichts kommt nichts. Die Fitness aufrechtzuerhalten ist dann weniger anstrengend. Ab einem gewissen Punkt macht das Training sogar Spaß. Es wird zu einer Freude, den Widerständen zu trotzen. Wer jedoch das Training einstellt, verliert seine Fitness. Ihr Verlust geht sogar schneller als ihr Aufbau.

Daher gibt es jede Menge kranke, übergewichtige und unbewegliche ehemalige SpitzensportlerInnen.

Erleuchtung ist das Aufwachen aus dem Traum, für sein Glück nichts tun zu müssen. Sie beseitigt alle Illusionen. Stattdessen breiten sich vier Erkenntnisse aus:

1. Leben heißt Glücklichsein (als Normalzustand, jedoch nicht ununterbrochen).
2. Glück hat bestimmte Ursachen, vor allem geistige. Diese gilt es zu verstehen.
3. Glück vergeht. Wenn man nicht aufpasst, allzu oft und vielleicht für immer.
4. Es gibt einen Weg, der zu größtmöglichem Glück, zu innerem Frieden und umfassender Liebe führt. Dieser Weg steht jedem und jeder überall und jederzeit offen.

Zen in der Kunst des Bogenschießens

»Zen in der Kunst des Bogenschießens« ist der Titel eines Klassikers der buddhistischen Literatur. Sein Autor, Eugen Herrigel, lernte in den 1920er-Jahren in Japan das Bogenschießen. Obwohl sein Lehrer nie Zen praktiziert hatte, meinte Herrigel, durch sein Bücherstudium das Wesen des japanischen Buddhismus im Bogenschießen erfahren zu haben.

Leider hat sich lange Zeit das unkritische Verständnis der japanischen Zen-Tradition gehalten. Das Buch von D. T. Suzuki »Die große Befreiung«, ebenfalls ein Klassiker der buddhistischen Literatur, ist durchzogen von gewaltverherrlichenden Anekdoten von japanischen Zen-Meistern, die ihre Schüler regelmäßig brutal zu schlagen pflegten.

Brian Victoria stellt in seinem Buch »Zen, Nationalismus und Krieg: Eine unheimliche Allianz« fest, dass leider keine der beiden großen japanischen Zen-Schulen von der Befürwortung der Kriegsgräuel im Zweiten Weltkrieg freizusprechen ist.

In der japanischen Zen-Tradition war etwas passiert, das bei einer Überbetonung des Mittels der Achtsamkeit geschehen kann. Wird es als zweckfreies Mittel gesehen, lässt es sich mühelos mit Kampf»künsten«, ja sogar mit soldatischen Tugenden und kriegerischen Tötungshandlungen verbinden. Achtsamkeit als reines Beobachten kennt keine Wertungen. Deshalb ist es so wichtig, dieses Mittel in den Dienst der Befreiung vom Leiden zu stellen. Sonst kann man schnell auf Irrwege geraten.

Achtsamkeit ist nur ein Werkzeug und daher wie jedes Werkzeug missbrauchbar. Sie ist wie ein Messer, das Leben retten, aber auch Leben nehmen kann. Achtsamkeit kann Leid lindern und beseitigen oder es hervorrufen und verstärken. Der Autor Karsten Dusse hat diese Problematik mit dem Buchtitel »Das Kind in mir will achtsam morden« sehr gut erfasst.

Bogenschießen mag durch Achtsamkeit optimiert werden. In allen Sportarten versteht jede Weltklasse-AthletIn viel von Konzentration, Gefühlsregulation und Gedankenbeherrschung. Mentales Training ist auf diesem Niveau selbstverständlich.

Wo es um die Entwicklung von Massenvernichtungswaffen und die Durchführung von kriegerischen Handlungen geht, hört der Spaß jedoch auf. Solche Tätigkeiten können in keiner Weise für sich in Anspruch nehmen, auch nur irgendetwas mit der Buddha-Lehre gemeinsam zu haben. Der Einsatz von Achtsamkeit reicht dafür nicht aus.

Ist dir dieses Thema unangenehm? Dann überprüfe deine Gedanken. Leiden lässt sich nur überwinden, wenn man seine Ursachen erkennt und lernt, sich zu schützen. Wenn Achtsamkeit zu einem Mittel des Leidens gemacht wird, gilt es, auch dies zu verstehen und zu stoppen.

Scheinheiligkeit

Mich hat Scheinheiligkeit immer abgestoßen. Schon als Kind, wenn mich meine Schwester in den Kindergottesdienst mitnahm, mochte ich die Atmosphäre in der Kirche nicht. Die Pfarrer waren irgendwie »komisch«. Ein Pathos lag über der Art, wie sie sprachen und sich bewegten, wobei ich das Wort »Pathos« damals noch nicht kannte. Es ging sehr ernst zu, einschüchternd und ein bisschen unheimlich. Das konnte unmöglich die Gegenwart Gottes sein.

Auch wenn ich damals wenig Worte dafür hatte, empfand ich doch umso stärker, dass weder die Pfarrer noch die Gemeinde authentisch waren. Sie waren einfach nicht sie selbst, sondern gaben ganz offensichtlich etwas vor, was nicht wirklich vorhanden war. Dieses Gefühl mangelnder Authentizität war nirgendwo stärker als dort, nicht einmal in meiner Familie, wo meine Onkels und Tanten sich auf Familientreffen auch gerne verstellten und so taten, als ob sie sich eigentlich furchtbar lieb haben.

Später bin ich dieser Scheinheiligkeit in kirchlichen und spirituellen Kreisen immer wieder begegnet. Es gibt Ausnahmen, wie überall. Aber typisch ist, dass Menschen sich in diesen Umgebungen feierlich, ernst, fast schon heilig geben, aber eben nur fast. Betonte, um nicht zu sagen gespielte Freundlichkeit gehört zum guten oder besser schlechten Ton.

Zwar existiert diese offensichtliche Unehrlichkeit auch im privaten und geschäftlichen Bereich, aber selten so dick aufgetragen. Ich denke immer: »Wenn ich das merke, merkt Gott das auch.« Oder in der Version ohne Gott: »Das kann kein gutes Karma sein. Was zieht man mit Scheinheiligkeit an? Doch nur Scheinheiligkeit!«

Verlogenheit ist mit Sicherheit keine Stufe auf dem Weg zur Befreiung vom Leiden. Vielmehr ist sie ein Teil des Problems und wird es bleiben, es sei denn, Ehrlichkeit, wahres Glück, echter innerer Frieden und nicht gespielte Harmonie und Freundlichkeit treten endlich an ihre Stelle.

So zu tun, als ob, das führt nicht zum Ziel. Ein vorgetäuschtes Lächeln ist kein Ersatz für ein echtes. Was man damit übt, ist Schauspielerei. Im schlimmsten Fall gibt man den Heiligen oder die Heilige. In Wirklichkeit verbergen sich unter einem Haufen Lügen allzu oft nichts als Missbrauch von Macht, Geld und Sex. Die Beispiele zu finden, überlasse ich dir. Dies ist kein Enthüllungsbuch. Du brauchst nur »Buddhismus« und »Missbrauch« in deine Suchmaschine einzugeben und erhältst mehr Treffer, als dir vielleicht lieb ist.

Mich hat es anfangs leicht erschüttert, als ich auf immer mehr Beispiele für Verirrungen und Missbrauch auch im Buddhismus stieß. Ich dachte, dort auf eine Quelle gestoßen zu sein, die rein ist. Spätestens nachdem Karlheinz Deschner seine »Kriminalgeschichte des Christentums« geschrieben hatte, hatte ich alle Illusionen für die unsere Kultur prägende Religion verloren. Aber Missbrauch und Buddhismus?

Es ist ein großer Fortschritt, dass BuddhistInnen heute Fehlentwicklungen einzelner Meister und Gemeinden aufdecken und diskutieren. Nur bedingungslose Offenheit und Ehrlichkeit kann auf den richtigen Pfad zurückführen.

Scheinheiligkeit ist das, was du von Anfang an vermeiden solltest, wenn du dich entschließt, zu meditieren und achtsam zu leben. Sei dir immer bewusst, wie es wirklich in dir aussieht, egal was du nach außen repräsentierst. Nur dann wirst du Fortschritte machen. Prüfe regelmäßig, wo du stehst. Eine einfache Skala von 0 bis 10 kann dir dabei helfen. 0 bedeutet »total gestresst«, 10 »unübertreffbar selig und entspannt«. Es ist kein Test, sondern eine Momentaufnahme. Wenn du regelmäßig bei 7 stehst, kannst du dich glücklich schätzen. Jede Stufe höher ist schwer zu erklimmen; regelmäßig an die Spitze zu gelangen fast unmöglich. Aber wenn du es wirklich willst, warum nicht? Buddha hat es ja auch geschafft.

Vergessene Vorsätze

Gewohnheiten stellen eine große Hürde auf dem Weg der Befreiung dar. Leiden ist, so seltsam das klingen mag, zu einer schlechten Gewohnheit geworden. Es besteht stets die Gefahr, dass es dich wieder einholt.

Leiden ist den meisten Menschen so vertraut geworden, dass sie kaum davon lassen mögen. Wie viele Menschen wissen genau, dass sie sich ändern sollten! Sie wissen sogar, was ihnen schadet. Nur geben sie trotzdem ihre schlechten Gewohnheiten nicht auf. Lieber sterben sie.

Bertolt Brecht hat in seiner Kalendergeschichte »Gleichnis des Buddha vom brennenden Haus« erzählt, wie Buddha an einem brennenden Haus vorbeikommt und die BewohnerInnen eindringlich warnt. Doch diese haben es nicht eilig. Vielmehr haben sie eine Menge Fragen: Wie es denn da draußen so sei, ob es ein anderes Haus gäbe und vieles mehr. Buddha sieht, dass sie nicht gewillt sind, ihr brennendes Haus zu verlassen, und zieht weiter.

Gewohnheiten aufzugeben ist schwierig. Es kann hinter einem bereits brennen, ohne dass man das Vertraute loslassen mag. Menschen klammern sich an ihren Besitz und ihre Beziehungen, selbst wenn beides ihnen mehr schadet als nützt. Sie klammern sich auch an ihre Gewohnheiten im Denken, Fühlen und Handeln. Ihre Umgebung tut oft ein Übriges, um Veränderungen zu verhindern. Nicht selten säen Familienangehörige und FreundInnen Zweifel, ob diese Veränderungen wirklich gut sind, und raten eher dazu, alles beim Alten zu lassen. So bauen sich zahlreiche Hindernisse auf, etwas Besseres zu beginnen.

Die Unwilligkeit, sich zu ändern, äußert sich nicht selten im Vergessen aller guten Vorsätze. Vergessen ist eine Form der Unachtsamkeit. Es ist paradox, aus Unachtsamkeit zu vergessen, dass man sich vorgenommen hat, achtsamer zu sein. Aber damit muss man rechnen. Das Geschenk der Achtsamkeit ist immer in Gefahr, ungenutzt in einem Regal zu verstauben.

Du wirst also einen Weg finden müssen, dich an deine guten Vorsätze zu erinnern und sie in die Tat umzusetzen.

Zahlreiche Gründe, nicht achtsam zu sein

In Illusionen zu leben, die Wahrheit nicht zu sehen, empfinden viele Menschen als die bessere Alternative. In Maxim Gorkis Stück »Nachtasyl«, das in einem russischen Obdachlosenheim in der Provinz spielt, gibt es zwischen den Bewohnern eine erregte Diskussion über den Wert der Wahrheit. Bubnow spricht davon, nicht lügen zu können. Er sieht keinen Grund, es zu tun, und wirft den anderen vor, sie würden sich genieren, die Wahrheit zu sagen. Daraufhin springt ein anderer, Kleschtsch, jäh auf und schreit: »Was für eine Wahrheit? Wo ist die Wahrheit?« Er klopft mit seinen Händen auf seine zerfetzten Kleider. »Da ist die Wahrheit – da! Keine Arbeit ... keine Kraft in den Gliedern – das ist die Wahrheit! Keinen Winkel, in dem man zu Hause ist! Krepieren muss man ... das ist sie, deine Wahrheit! Teufel noch eins! Was ... was soll sie mir, diese – Wahrheit?! ... Wozu die Wahrheit, zum Teufel? Ich kann nicht leben ... nicht leben ... das ist die Wahrheit!«

In einer Situation wie dieser mag es leichter erscheinen, der Realität nicht ins Auge zu sehen, sondern lieber wegzuschauen. Allerdings werden die Probleme dadurch nicht gelöst. Oft verschlimmern sie sich weiter.

Wir brauchen nicht einmal an so dramatische Verhältnisse wie Obdachlosigkeit oder große Armut zu denken. Für die meisten geht es »nur« darum, die Wahrheit zu vermeiden, soweit es ihre Partnerschaft betrifft, ihren Beruf, ihre finanzielle Situation oder ihre Gesundheit. Die Lüge erscheint nicht wenigen erträglicher als die Realität.

Gorkis Theaterszene veranschaulicht allerdings sehr gut, warum Buddha die Wahrheit vom Leiden als erste genannt hat. Die Befreiung vom Leiden kann nur damit beginnen, sich nichts mehr vorzumachen. Es ist, wie es ist. Allerdings darf man dabei nicht stehen bleiben, wie Kleschtsch, sondern muss sich über die inneren und äußeren Entstehungsbedingungen des Leidens klar werden, um geeignete Lösungen zu finden.

Achtsamkeit enthüllt die Tatsachen. Wie man sie bewertet, welche Schlüsse man daraus zieht und was man zu tun gedenkt, sind weitere Schritte, die sich daran anschließen können.

Beobachten, genau hinschauen, die Tatsachen sehen ist die Alternative zum Wegsehen und zum Verdrehen der Tatsachen. Wie bei der Meditation können nur Gedanken einen daran hindern, achtsam zu sein, zum Beispiel folgende:

»Ich kann die Wahrheit nicht ertragen.«

»Die ganze Zeit achtsam zu sein, stelle ich mir furchtbar anstrengend vor.«

»Ich bin einfach kein Buddha.«

»Ich will gar nicht wissen, wie es in mir und um mich herum genau aussieht. Dabei könnten sehr unangenehme Dinge zum Vorschein kommen.«

»Ich bin zu leicht abzulenken. Ich glaube, Achtsamkeit ist nichts für mich.«

Was immer dich davon abhält, Achtsamkeit stärker in deinen Alltag zu integrieren, finde es heraus. Mach dir deine Gründe bewusst, und ersetze sie durch mögliche Alternativen, zum Beispiel so:

»Die Wahrheit ist leichter zu ertragen, als dauernd mit Lügen zu leben.«

»Achtsam sein heißt einfach nur beobachten: Das kann ich!«

»Jeder hat die Buddha-Natur.«

»Ich bin neugierig, meine Gedanken und meine Gefühle besser zu verstehen. Das kann mich echt weiterbringen.«

»Als Erstes achte ich darauf, womit ich mich ablenke.«

Es gibt viele gute Gründe, achtsam zu sein!

Achtsam sein wie Buddha

Vergegenwärtigen wir uns die Ausgangssituation: Siddhartha war mit seinem Leben unzufrieden. Er war zutiefst unglücklich. Er sehnte sich nach einem Glück, das nicht so schnell wieder verging. Tiefen, anhaltenden inneren Frieden suchte er. Außerdem wollte er – anders als sein Vater, der als König Herrscher über das Land und die Menschen war – ein freundliches Verhältnis zu jedermann. Siddhartha wollte über sein Leben selbst bestimmen und allen anderen dieselbe Freiheit lassen.

Um seinen Zielen näher zu kommen, versuchte er es zunächst intensiv mit Meditation. Ja, sie half – aber nur vorübergehend. Bald kehrten seine trüben, beunruhigenden und ärgerlichen Gedanken zurück. Deshalb suchte er weiter. Gründlich erforschte er sein Innenleben. Er beobachtete aufmerksam seine

Mitmenschen. Alles, was sein Leben ausmachte, untersuchte er gründlich. Achtsamkeit wurde zu seinem wichtigsten Werkzeug. Dadurch gewann er zahlreiche Erkenntnisse, die ihm in der Summe ermöglichten, so zu leben, wie er es sich wünschte: glücklich, gelassen, freundlich und frei.

In seinen Reden an seine Mitmenschen zählte er auf, worauf sie achten sollen:

auf den Körper,
auf die Gefühle,
auf die Gedanken und
auf die Sinneswahrnehmungen.

Durch sorgfältige Beobachtungen lässt sich mit der Zeit herausfinden, was einem guttut und was nicht.

Was braucht der Körper, um sich wohlzufühlen?

Was schadet dem Wohlbefinden? Was gilt es zu unterlassen?

Wann stellen sich angenehme Gefühle ein? Wann unangenehme?

Welchen Einfluss haben die Gedanken auf den Körper und auf die Gefühle?

Welche Gedanken sind nützlich, welche schaden nur?

Was passiert um einen herum? In welchen Umgebungen fühlt man sich wohl, in welchen nicht?

Gleichzeitig stellte Buddha fest, dass man von den angenehmen Dingen schnell abhängig werden kann. Vergehen sie, leidet man. Deshalb lernte er, unabhängig zu werden. Er schätzte das Angenehme, entwickelte jedoch keine Gier danach, ebenso wie er Hass auf unangenehme Dinge verhinderte.

Drei Merkmale sind typisch für alles in dieser Welt:

1. die Vergänglichkeit,
2. die Unvollkommenheit und
3. die Substanzlosigkeit.

Die ersten beiden Punkte verstehen sich von selbst. Durch Beobachtung erschließt sich, dass der Atem, die Körperhaltungen, die Handlungen, die Gefühle, die Gedanken und die Sinneswahrnehmungen kommen und gehen. Alles ist unbeständig.

Was die Unvollkommenheit angeht, so ist damit gemeint, dass alles Gegenstand des Leidens werden kann, wenn man nicht aufpasst. Körper, Gefühle, Gedanken und Sinneswahrnehmungen: Alles in dieser Welt kann eine Quelle des Leidens oder der Freude sein. Man muss geschickt mit den Dingen umgehen, damit die Freude überwiegt.

Der dritte Punkt, die Substanzlosigkeit, betrifft die Tatsache, dass nichts einen Kern aufweist, sondern alles zusammengesetzt ist. Es ist erstaunlich, dass Buddha dies bereits bewusst geworden ist. Die moderne westliche Wissenschaft war stolz darauf, das Atom (griechisch *átomos* [unteilbar]), das kleinste, nicht weiter teilbare Materieteilchen, entdeckt zu haben. Davon haben sich die PhysikerInnen längst wieder verabschiedet. Untersucht man die Dinge genauer, stellt sich nämlich heraus, dass sie alle zusammengesetzt sind. Letztlich ist alles Energie, Licht, Information, Geist oder was auch immer.

Vergänglichkeit, Unvollkommenheit und Substanzlosigkeit bereiten uns Menschen in der Regel Probleme. Die drei Merkmale hängen zusammen. Was zusammengesetzt ist, löst sich irgendwann wieder auf und geht neue Verbindungen ein. Diese Tatsache kann man leicht als unbefriedigend ansehen. Trennung, Scheidung, Alter, Tod: Das sind nur einige der Erscheinungen, die den drei Daseinsmerkmalen geschuldet sind.

Manche Menschen kommen mit den Grundtatsachen des Lebens besser zurecht als andere. Buddha gehörte zu denen, die sich, achtsam lebend, optimal darauf eingestellt haben.

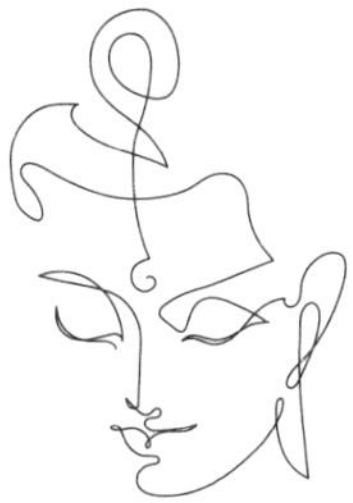

Weitere Geschenke

Über Meditation und Achtsamkeit hinaus

Meditation und Achtsamkeit sind zwei der acht Punkte, die den Weg zur Leidüberwindung bilden. Dieser Weg ist seinerseits die letzte von vier Wahrheiten, die Buddha nach seiner Befreiung fast fünf Jahrzehnte lang lehrte. Den Pfad zur Überwindung des Leidens muss jeder gehen, der sich Buddha gleich von allem Stress befreien will.

Meditation und Achtsamkeit, das sind die beiden kostbaren Geschenke Buddhas an die Menschheit. Sie sind das Hauptthema dieses Buchs. Über Erkenntnis und Handeln, zwei weitere Punkte des achtfachen Pfads, habe ich bereits gesprochen. Bleiben noch vier Punkte übrig. Es sind: Denken, Reden, Arbeiten und Üben. Was ist damit gemeint? Wie tragen sie zur Leidbefreiung bei?

Man könnte meinen, Arbeit trage zum Stress, nicht aber zur Befreiung von ihm bei. Es war und ist aber weniger die Arbeit selbst, unter der Menschen gelitten haben und leiden. Meist waren es die Bedingungen, unter denen die Arbeit zu leisten war, die so viel Leid mit sich brachten. Das extremste Beispiel ist Sklavenarbeit, bei der Menschen gewaltsam zur Arbeit gezwungen werden, ohne einen Lohn dafür zu erhalten. SklavInnen werden als Eigentum des Sklavenhalters angesehen. Sie sind in jeder Hinsicht unfrei. Offiziell ist die Sklaverei durch zahlreiche internationale Abkommen verboten, so zum Beispiel durch die Allgemeine Erklärung der Menschenrechte der Vereinten Nationen von 1948. Trotzdem existieren bestimmte Formen von Sklavenarbeit bis heute weiter.

Überwindung des Leidens bedeutet weltweit für Millionen Menschen, sich aus der Sklaverei zu befreien. Die aktuelle Diskussion darüber, inwieweit Reste dieses Unrechts in Deutschland noch existieren, kann jeder im Internet leicht in Erfahrung bringen.

Stress am Arbeitsplatz entsteht bei uns vor allem durch Faktoren wie Mobbing, schlechte Bezahlung, Überstunden, Arbeitsverdichtung, Hetze, Konflikte, mangelnden Kündigungsschutz, Befristung des Arbeitsverhältnisses und gesundheitsgefährdende Emissionen.

Buddha kam es darauf an, dass der Erwerb des Lebensunterhaltes für einen selbst und für andere (beispielsweise Kolleginnen, Manager, Mitarbeiterinnen, Kunden, Lieferanten, Geschäftspartnerinnen) frei von Stress sein solle. Niemand solle durch die Arbeit Schaden an Körper, Geist oder Seele erleiden. Wer den verkehrten Beruf habe, solle diesen aufgeben und sich einen passenderen suchen.

Viele Menschen, die täglich bei ihrer Arbeit leiden, schrecken davor zurück, den Beruf zu wechseln, sich selbstständig zu machen oder sich einen anderen Betrieb, eine neue Firma zu suchen. Doch dann wird es unmöglich oder schwer, sich vom Leiden zu befreien.

Buddha wusste, wovon er sprach. Er hatte die ihm vorbestimmte »Karriere« als König und den damit verbundenen Reichtum und Luxus aufgegeben und war lieber ein freier, besitzloser Wandermönch geworden. Die meisten wären wohl lieber im goldenen Käfig geblieben. Doch manchmal helfen nur Richtungswechsel um 180 Grad, wenn einem das Ziel der Buddha-Lehre wichtig ist.

Angemerkt sei, dass der »rechte Lebenserwerb« den Kern einer buddhistischen Wirtschaftslehre bildet: arbeiten, wirtschaften und Geld verdienen, ohne Leid zu verursachen.

Kommen wir zum nächsten Punkt. Kommunikation ist eine der häufigsten Quellen des Leidens. Bei Buddha heißt dieser Punkt schlicht »rechte Rede«. Keine Lügen, kein Klatsch, kein Verbreiten von Gerüchten, keine Beleidigungen, keine groben Worte: So hat

Buddha diesen Punkt definiert. Auch auf »törichtes Geplapper« solle man verzichten. Darunter ist in diesem Zusammenhang alles Reden zu verstehen, das nicht der Befreiung vom Leiden dient. Lügen, Gerüchte und so weiter tragen sogar aktiv dazu bei, Leiden zu schaffen. Das ist nicht in Buddhas Sinn.

»Rechte Rede« ist die Grundlage einer buddhistischen Kommunikationslehre, die es noch zu entwickeln gilt.

Was verstand Buddha unter richtigem (»rechtem«) Denken? Da er Gier, Hass und Unwissenheit als Hauptursachen des Leidens betrachtete, sah er es als unerlässlich an, das Denken davon zu befreien. Denken ohne Gier, das bedeutet, erst in der Vorstellung (und anschließend in der Realität) loslassen zu können. Denken ohne Hass, das ist ein friedfertiges Denken. Am unwissendsten sind diejenigen, die keine Einsicht in das Leiden, seine Ursachen und seine Überwindung haben.

Diese sieben Punkte lassen sich nicht über Nacht verwirklichen. Zu glauben, man könne das Glück im Handumdrehen zu seinem Normalzustand machen, ist illusionär. Deshalb braucht es noch einen achten Punkt: Üben. Ohne ein zielgerichtetes, achtsames Training sind keine nennenswerten bleibenden Veränderungen zu erwarten.

Worum geht es beim Üben? Einerseits gilt es, das Leiden zu verringern, und andererseits, das Glück zu mehren. Was an Leid bereits vorhanden ist, muss abgetragen werden. Zugleich muss man darauf achten, nicht ständig neues Leiden zu schaffen. Oft wiederholen Menschen leidvolle Erfahrungen immer wieder. Sie durchbrechen ihre Denk-, Gefühls- und Handlungsmuster nicht. Durch Achtsamkeit ist es jedoch möglich, diese Selbstsabotage zu stoppen. Die leidvollen Dinge passieren nicht einfach. Es geht darum, herauszufinden, was man selbst zu ihrer Entstehung und Aufrechterhaltung beiträgt. Sobald der eigene Beitrag erkannt ist, kann er durch alternatives Denken und Handeln konsequent ersetzt werden. Das Leiden endet.

Im Leben von Menschen sind meist zahlreiche solcher negativer Spiralen in Gang. Sie lassen sich nur eine nach der anderen auflösen. Das braucht Zeit und ganz viel Übung.

Gleichzeitig kommt es darauf an, das, was einem guttut, zu entdecken oder wiederzubeleben. An die Stelle des Unheilsamen wird das Heilsame gesetzt. Dies ist ein nie endender Prozess. Man darf nie aufhören, für sein Glück zu sorgen. Man darf dies auch nicht von anderen erwarten. Jeder ist in erster Linie für sein eigenes Glück (und Unglück!) verantwortlich. Das Prinzip »Ich mache dich glücklich, und du machst mich glücklich«, das so weit verbreitet ist und als uneigennützig gilt, ist in Wahrheit eine Strategie, bei der alle verlieren. Das bezieht sich auch auf Freiheit: nicht andere befreien, nicht auf Befreiung durch andere hoffen, sondern sich selbst befreien. Jeder weiß selbst am besten, was er oder sie für sein oder ihr Glück braucht. Andere können dazu beitragen. Doch die Hauptverantwortung liegt bei jedem selbst.

Glück kommt, Glück vergeht. Das liegt in der Natur der Sache und ist der Vergänglichkeit aller Dinge geschuldet. Um dem Verschwinden des Glücks entgegenzuwirken, muss man täglich achtsam dafür sorgen, dass das Wohlbefinden zunimmt, sich weiterentwickelt und sich voll entfaltet. Das ist allerdings eine Aufgabe, der man sich gerne widmen wird, wenn man erst einmal merkt, wie gut einem das richtige Glückstraining tut.

Buddha spricht davon, dass man seinen Willen dafür einsetzen und tatkräftig handeln muss. Ein Großteil der Menschen denkt zu viel und handelt zu wenig, wenn es um die Befreiung vom Leiden und die Entfaltung des Glücks geht. Manchmal muss man sogar um sein Glück kämpfen, also mit aller Entschiedenheit alle inneren und äußeren Hindernisse aus dem Weg räumen. Buddha war Realist. Ihm wurde das Glück nicht geschenkt. Er brauchte sieben Jahre, um es voll zu entfalten. Das manchmal mühevolle Experimentieren und Üben, das ihn einmal sogar an den Rand des Todes gebracht hatte, hatte sich gelohnt.

Jeden Tag zu meditieren, ab und zu einen Achtsamkeitskurs zu besuchen und an einem exotischen Ort ein Retreat zu buchen wird kaum reichen, um zum Buddha zu werden.

Die Hauptursache des Leidens

Unwissenheit ist nach Buddhas Ansicht die Hauptursache des Leidens. Menschen sind nicht selten ahnungslos, uninformiert, ignorant, gedankenlos, naiv, blöd, närrisch, infantil, töricht, dumm, doof und bescheuert. Such dir aus, was du am passendsten findest. Irren ist menschlich. Es liegt in unserer Natur, unwissend zu sein. Wir kommen auf die Welt, ohne eine Ahnung zu haben, was Trumpf ist. Kinder probieren alles aus. Dabei kann es leider passieren, dass sie ihre Finger neugierig in eine Steckdose stecken (inzwischen gibt es glücklicherweise Kindersicherungen). Oder sie bemalen begeistert die Zimmerwände mit ihren neuen Ölfarben oder versuchen in Abwesenheit der Eltern, einen Kuchen zu backen.

Doch auch Erwachsene stellen die unvernünftigsten Dinge an. Wie intelligent ist eigentlich die Erfindung von ABC-Waffen? Was nach Kindergarten klingt (»ABC«), ist in Wirklichkeit das Tödlichste, was Menschen sich jemals ausgedacht haben: A für Atomwaffen, B für Biowaffen (»Bio« ist offensichtlich nicht immer gut!) und C für chemische Waffen. Beweist die Entwicklung solch schrecklicher Waffen die Bösartigkeit der Menschheit? Nicht unbedingt, denn diejenigen, die dafür Geld ausgeben und so etwas produzieren, halten es oft für eine verdammt gute Idee! (So wie Kinder vielleicht mal sehen wollen, wie der Schmetterling ohne Flügel aussieht.) Es ist einfach nur unwissend und dumm.

Kinder und selbst Erwachsene wissen es oft nicht besser. Deshalb leiden sie so häufig, manche ihr ganzes Leben lang. Andere finden im Laufe der Zeit heraus, wie sie sich ganz oder teilweise vom selbst gemachten Stress befreien können. Was das betrifft, sitzen wir alle im selben Boot. Ich wusste es nicht besser, Siddhartha nicht, und was dich angeht, musst du selbst entscheiden, wo du stehst.

Es ist sogar noch verrückter. Häufig wissen wir genau, was wir (eigentlich!) tun müssten, aber wir machen trotzdem so weiter wie bisher. Man muss kein Genie sein, um zu wissen, dass Frieden der beste Umgang unter Menschen ist, im Kleinen wie im Großen. Man muss nicht Ernährungswissenschaften studiert haben, um zu verstehen, dass ein Übermaß an Zucker und Fett dick macht; nicht Sportwissenschaft, um zu begreifen, dass Bewegung gut für die körperliche Fitness ist; nicht Medizin, um zu wissen, dass Schlaf, Ruhe und Erholung unerlässlich für die Gesundheit sind.

Wenn man trotzdem bewusst gegen die elementaren Grundsätze des Lebens verstößt, ist man verrückt, neurotisch, psychotisch, irre, irrational, unvernünftig, jeck, crazy, hirnrissig oder geisteskrank. Und genau das sind wir normalerweise. Es ist normal, verrückt zu sein. Wer geistig so gesund ist wie Buddha, ist nicht mehr normal.

Nicht selten haben Menschen den Eindruck, in einem Irrenhaus zu wohnen oder einen Alptraum zu durchleben. Dieser Eindruck täuscht nicht. Er entspricht dem gegenwärtigen Zustand der Menschheit. Deshalb stellt sich sehr dringlich die Frage: Wie kann man aus diesem Albtraum erwachen? Wie nicht mehr Teil dieses Irrenhauses sein? Diese Fragen sind nicht neu. Es sind die gleichen, die sich schon Buddha stellte.

Aus der Unwissenheit entspringen zwei unangenehme Geisteshaltungen, die nichts als Leid bringen: Gier und Hass. Kein vernünftiger Mensch ist gierig; kein Mensch, der seine fünf Sinne beisammenhat, hasst sich, andere oder die Welt.

Zum Glück gibt es gegen die Hauptursache des Leidens und ihre beiden Ableger Gegenmittel.

Gegen Unwissenheit hilft Weisheit.

Gegen Gier hilft Gelassenheit.

Gegen Hass schützen Verständnis und Liebe.

Meditation und Achtsamkeit sowie die sechs anderen Etappen des achtfachen Wegs dienen einem einzigen Ziel: der Befreiung vom Leiden und der Verbindung mit Glück, Gelassenheit und Liebe.

Wege zu Glück und innerem Frieden

Woran erkennst du, ob du auf dem richtigen Weg bist?

Es gibt einen einfachen Test, den du jederzeit leicht selbst durchführen kannst. Du brauchst dich nur zu fragen, ob dein Leiden gleich bleibt oder sogar zunimmt.

Wenn ja, bist du nicht auf dem richtigen Weg, egal wie viel du meditierst und ob du glaubst, achtsam zu sein.

Stellst du dagegen fest, dass du häufiger, dauerhafter und spürbarer froh und glücklich bist und dass du dich regelmäßig wiederkehrend oder sogar anhaltend richtig wohlfühlst, bist du ganz offensichtlich auf dem richtigen Kurs.

Üblicherweise ist der Weg durch einen Wechsel von Freude und Leid gekennzeichnet. Erst mit der Zeit, mit zunehmender Achtsamkeit, werden Glück, Gelassenheit und Liebe beständiger. Dass jemand von einem Moment zum anderen für immer glücklich wird, gehört ins Reich der Märchen und Legenden (… und sie lebten glücklich bis ans Ende ihrer Tage).

Es ist mit Worten nicht leicht zu beschreiben, wie sich der Wandel vollzieht. Außerdem sieht jeder Weg anders aus, zumindest äußerlich. Auf einer abstrakten Ebene lässt sich jedoch sagen, dass man sehr schnell glücklich werden kann, sogar in Bruchteilen von Sekunden. Das liegt daran, dass Glück geistig-seelisch bedingt ist. Im Geistigen braucht es keine Mühe und kein Geld. Deshalb kann man sich Glück weder erarbeiten noch kaufen. Auch Zeit ist nicht zwingend erforderlich.

Abgesehen davon, dass man den Dreh finden muss, von Unglück auf Glück umschalten zu können, ist es vor allem schwierig, glücklich zu bleiben. Es gibt wohl niemanden, der überhaupt noch kein Glück erlebt hat. Auf der anderen Seite ist es fast unmöglich, die ganze Zeit hundertprozentig glücklich zu sein. Übrigens kann Glück auf der Stufe von Begeisterung und Ekstase relativ schnell lästig werden. Diejenigen, die den Weg zu großem Glück gefunden haben, berichten davon, dass sie auf Dauer inneren Frieden und ein »stilleres« Glück vorziehen.

»Glücklich sein, das ist nicht schwer; glücklich bleiben umso mehr«: So lässt sich die Aufgabe zusammenfassen, die bei der Überwindung des Leidens vor einem liegt. Diese Aufgabe erfordert, anders als das einmalige Erleben von Freude, Übung. Auch das jeweils richtige Maß an Freude zu finden, nicht zu viel und nicht zu wenig, ist eine Kunst, die geübt sein will.

Wichtig ist vor allem, zu verstehen, dass Glück, genauer gesagt ein Glücksmoment, keine Arbeit und keine Anstrengung erfordert.

Etwas anders verhält es sich auf der körperlichen Ebene. Um gesund zu werden, braucht es manchmal schon Zeit und Geduld. Bis eine Wunde verheilt, dauert es. Allerdings wissen wir, dass körperliche Heilprozesse bei verschiedenen Menschen unterschiedlich viel Zeit beanspruchen. Offenbar sind auch hierbei Dinge im Spiel, die sich auf der geistigen Ebene steuern lassen. Indische Yogis vermögen Dinge mit ihrem Körper zu tun, die Ungeübten verschlossen sind. Sie lassen sich nicht als Schwindel abtun, weil sie inzwischen gut dokumentiert sind.

Glücklichsein entsteht eher durch Lassen als durch Tun. Auch wenn der erste Anschein dagegen zu sprechen scheint: Wir kommen glücklich auf die Welt. Leider sammeln wir schon im Laufe der ersten Lebensjahre so viele Hindernisse und Blockaden an, dass unser Glück immer seltener durchkommt. Mithilfe von Achtsamkeit können diese Blockaden eine nach der anderen gelöst werden, bis unser Glück wieder so strahlt, wie es ursprünglich war.

Wie wir mit der Vielzahl der Hindernisse umgehen, die sich unserem Glück in den Weg stellen, entscheidet darüber, wie froh wir unseres Lebens werden. Es bringt wenig, sich an starre Regeln zu halten, als vielmehr situativ Lösungen zu finden. Nur die Außenwelt so einrichten zu wollen, wie es uns passt, funktioniert nicht. Die Welt unterliegt ihren eigenen Gesetzen. Wir können sie nicht unter unsere Kontrolle bringen, egal wie sehr wir uns dabei anstrengen. Leider halten die meisten dies für den einzigen Weg zum Glück. Sie übersehen dabei, dass ihre Reaktionen auf die Außenwelt wichtiger sind als diese. Wie wir beispielsweise mit Krankheit, Alter, Tod, Verlust und Schmerz umgehen, ist bedeutsamer als diese Dinge selbst.

Jeder Mensch, ob er sich dessen bewusst ist oder nicht, stößt immer wieder auf Kreuzungen. Einige Wege, die dort abzweigen, führen zum Leiden, andere zum Glück.

Die Essenz der Buddha-Lehre

Zum Schluss noch einmal das Wichtigste in Kürze:

Buddha hatte ein einziges Ziel: die Befreiung vom Leiden. Was er lehrte und was er tat, ist allein unter diesem Blickwinkel zu verstehen.

Er verkündete fast ein halbes Jahrhundert lang vier Wahrheiten:

Menschen leiden. Sie sind gestresst.

Das Leiden hat Gründe. Es entsteht, wenn und soweit diese Gründe gegeben sind.

Das Leiden hat ein Ende, wenn und soweit diese Gründe beseitigt oder verringert werden.

Es gibt einen Weg, das Leiden zu beenden. Dieser führt zu innerem Frieden, zu Liebe und Mitgefühl mit allen Wesen und zum größtmöglichen Glück.

Der Weg zur Überwindung des Leidens besteht aus acht Stufen:

Richtige Erkenntnis: Das Leiden, seine Entstehung und die Bedingungen für die Befreiung vom Unglück müssen verstanden werden.

Richtiges Denken: Unheilsame Gedanken bringen Leiden hervor, so zum Beispiel alles Denken, das auf Gier und Hass beruht. Heilsame Gedanken rufen Glück, Gelassenheit und Liebe hervor.

Richtiges Reden: Unheilsame Worte provozieren Leid. Heilsame Äußerungen begünstigen stressfreie Zustände.

Richtiges Tun: Durch Denken und Reden allein ist keine vollständige Befreiung vom Leiden möglich. Es geht darum, alles zu unterlassen, was einem selbst oder anderen schadet. Niemand darf getötet, bestohlen oder seiner Freiheit beraubt werden.

Solche Handlungen bringen erfahrungsgemäß großes Leiden für alle Beteiligten mit sich. Stattdessen sind Handlungen richtig, die dem Glück, der Gelassenheit und der Liebe dienen.

Richtiger Lebensunterhalt: Es gibt Berufe und Arten, Geld zu verdienen und zu wirtschaften, die Menschen unglücklich machen. Sie sind aufzugeben. Seinen Lebensunterhalt sollte jeder so erwerben, dass er selbst und andere glücklicher dabei werden.

Richtiges Üben: Selbst in der Buddha-Lehre Unerfahrene sind gelegentlich glücklich. Wer jedoch Glück, Gelassenheit und Liebe als Normalzustand und nicht nur ausnahmsweise erleben möchte, muss den achtfachen Weg täglich von morgens bis abends gehen.

Richtige Achtsamkeit: Was für das Üben gilt, trifft auch auf das Achtsamsein zu. Jeder beobachtet sich, andere und seine Umgebung ab und zu. Will man aber das Leiden ausschließen, muss man sehr genau und systematisch darauf achten, was einen glücklich und unglücklich macht; was zu Unwohlsein und was zu Wohlgefühl führt.

Vier Dinge sind besonders sorgfältig zu betrachten:

Der Körper: Was tut ihm gut, was schadet ihm?

Die Gefühle: Was ist angenehm, was unangenehm, was weder angenehm noch unangenehm?

Die Gedanken: Welche Gedanken lösen Leid aus, welche Glück?

Die Sinneswahrnehmungen: Das Sehen, Hören, Spüren, Riechen und Schmecken ist auf angenehme und unangenehme Folgen zu untersuchen. Dabei wird man feststellen, dass das Angenehme leicht ein Verlangen nach mehr nach sich zieht. Daraus kann sich Gier entwickeln. Jedoch ist nicht das Angenehme daran schuld, sondern das Verlangen und der falsche Umgang damit. (Hier liegt eine verbreitete Fehlerquelle. Sehr oft wird das Angenehme selbst verteufelt, während in Wirklichkeit der richtige Umgang mit dem Verlangen nach mehr nicht geübt wurde.)

Richtige Sammlung: Damit ist die Meditation gemeint, die zu Glück, Wohlbefinden und innerer Stille führt. Nichts ist an und für sich gut. Falsche Sammlung/Meditation verschlimmert das Leiden.

Es lag nicht in der Absicht Buddhas, kritikwürdige Zustände durch Meditation und Achtsamkeit fortdauern zu lassen und lediglich ein bisschen erträglicher zu machen. Deshalb ist es zwingend geboten, seine Lehre unter dem Gesichtspunkt der Leidbefreiung zu interpretieren. Buddha ist nicht auf halbem Weg stehen geblieben. Er hat nichts gelehrt, was er selbst nicht konnte. Erst nachdem er sich sicher war, sein Denken, Fühlen, Reden und Handeln so zu beherrschen, dass er mit allen unheilsamen Zuständen richtig umgehen konnte, und wusste, dass er durch sein Denken, Fühlen, Reden und Handeln zu Glück, Gelassenheit und Liebe beitragen kann, begann er, seine Erkenntnisse mit anderen zu teilen.

Buddha lehrte nicht nur durch Worte, sondern ebenso durch sein Beispiel.

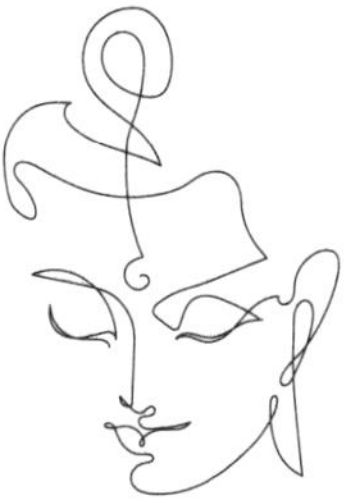

Buddha, Bücher und dein eigener Weg

Willst du mehr lesen? Hier einige wenige Tipps von mir. In der Literatur zur Buddha-Lehre zählt nicht unbedingt das Neueste. Die Lehrreden selbst sind rund 2500 Jahre alt. Bereits in den 1920er-Jahren wurden lesenswerte Bücher auf Deutsch geschrieben. Damals erlebte der Buddhismus in Deutschland eine erste (kleine) Blüte.

Als ich 1980 nach buddhistischen Büchern suchte, fand ich nur in obskuren Spezialbuchhandlungen das Gewünschte. Erst einige Jahre danach setzte der Buddha-Boom ein, sodass man bald in jeder kleinen Buchhandlung mindestens zwei, drei einschlägige Bücher, in den großen Buchhandelsfilialen oft sogar ein oder mehrere Regale dazu entdecken konnte. Darüber hinaus entstanden Esoterik-Buchhandlungen mit einem ausgezeichneten buddhistischen Sortiment.

Was bis heute leider immer noch fehlt, ist eine textkritische Ausgabe der Lehrreden Buddhas. Noch immer werden die Texte so weitergegeben, wie sie mit

Sicherheit nicht von ihm stammen können. Sie enthalten an vielen Stellen spätere Hinzufügungen, die nicht authentisch sind.

Eine lobenswerte Ausnahme stellt die kritische kommentierte Neuübertragung von Kurt Schmidt dar, die er 1961 veröffentlichte:

Buddhas Reden. Majjhimanikaya. Die Sammlung der mittleren Texte des buddhistischen Pali-Kanons. Rowohlt 1961.

In meinen Büchern unterscheide ich deutlich zwischen Buddhismus und Buddha-Lehre. Ersteres interessiert mich nicht wirklich. Vielmehr möchte ich wissen, was die historische Person Siddhartha Gautama, der zum Erwachten, zum Buddha, wurde, gelehrt hat. Die Theravada-Schule als die früheste buddhistische Gemeinde kommt mit ihren Überlieferungen den tatsächlichen Lehrreden Buddhas wohl am nächsten, obwohl auch hier vieles zu wünschen übrig bleibt.

Der gesamte Lehrreden-Kanon stellt eine zunächst mündliche, später auch schriftliche Zusammenstellung und Bearbeitung dar, die in den ersten Jahrhunderten nach Buddhas Tod erfolgte. Auch wenn das Bemühen erkennbar ist, die Lehre möglichst wortgetreu an die Nachwelt weiterzugeben, müssen wir davon ausgehen, dass manches verloren gegangen ist, Textpassagen stillschweigend hinzugefügt und kommentiert wurden. Bereits die Zeitzeugen waren sich nicht immer einig, was Buddha wirklich gesagt hatte.

Positiv ist zu vermerken, dass es alles in allem gelungen ist, die Lehre über einen enorm langen Zeitraum zu erhalten. Die Überlieferung ergibt noch heute Sinn. Das lässt sich von vergleichbar alten Texten anderer Religionen und Philosophien nicht immer sagen.

Neben den Original-Reden Buddhas möchte ich zur Lektüre empfelen:

Nyanaponika: Geistestraining durch Achtsamkeit. Beierlein & Steinschulte 1998.

1950 erstmals erschienen, zeichnet es sich durch große Treue zur Buddha-Lehre aus. Nyanaponika hat Buddhas wichtigste Lehrrede, die von den Grundlagen der Achtsamkeit (Satipatthana-Sutta), ausführlich erläutert. Die Sprache wirkte wohl schon bei Erscheinen etwas antiquiert. Sie ist es heute noch weitaus mehr. Doch wer bereit ist, sich darauf einzulassen, wird an dem Buch viel Freude haben.

Erich Fromm hat in seinem Buch »Haben oder Sein« auf Nyanaponikas Buch mehrfach Bezug genommen und es nachdrücklich zur Lektüre empfohlen. So stieß ich überhaupt zum ersten Mal auf die Buddha-Lehre.

Zwar hatte ich vorher »Siddhartha« von Hermann Hesse gelesen. Aber Hesse hat allenfalls Motive aus Buddhas Leben verwendet. Mit der Buddha-Lehre hat das Buch nicht wirklich etwas zu tun.

»Geistestraining durch Achtsamkeit« ist die überarbeitete Neuauflage des 1950 erschienenen Buchs von Nyanaponika.

Das Leben des Autors zeigt auf geradezu beispielhafte Weise, wie es gelingen kann, trotz zweier Weltkriege und schwierigster äußerer Umstände das Ziel der Buddha-Lehre zu verwirklichen. Mehr Veränderung, als Nyanaponika sie erlebt hat, ist kaum möglich. Wenn man so will, hat sich Nyanaponika ähnlich wie Buddha nach seinen ersten drei Lebensjahrzehnten eine völlig neue Persönlichkeit geschaffen.

1901 als Siegmund Feniger in Hanau in eine jüdische Familie geboren, wurde er nach dem Schulbesuch Buchhändler. Er interessierte sich für philosophische und religiöse Fragen. So entdeckte er die Buddha-Lehre und nahm Kontakt zu anderen deutschen Buddhisten auf. Feniger beschloss, sein Leben ganz dem Studium der Buddha-Lehre zu widmen und Mönch zu werden. 1936 reiste er schließlich nach Ceylon (seit der Unabhängigkeit 1972 Sri Lanka), um sich ordinieren zu lassen, was 1937 geschah. Er erhielt den neuen Namen Nyanaponika. 1951 nahm er die ceylonesische Staatsbürgerschaft an. So war aus dem deutschen, jüdischen Buchhändler namens Siegmund

Feniger der ceylonesische, buddhistische Mönch Nyanaponika geworden. »Nicht derselbe, doch auch kein anderer«, hat er treffend solch tiefgreifende Veränderungen der Identität beschrieben. Nyanaponika starb 1994 auf Sri Lanka. Er wurde 93 Jahre alt.

Durch die Gründung eines Verlags und zahlreiche Übersetzungen buddhistischer Schriften in die englische Sprache hat er entscheidend zur Verbreitung der Buddha-Lehre im Westen beigetragen. Er gehörte dem Theravada-Orden an, einer der drei großen buddhistischen Schulen.

Schon zu Buddhas Lebzeiten hatte es erste Spaltungstendenzen in der Gemeinde gegeben. Für Religionen und Parteien, ebenso wie für die meisten großen Gruppen scheint Teilung eine natürliche Entwicklung zu sein. Deshalb existieren heute drei buddhistische Hauptrichtungen, die sich jeweils noch weiter auffächern und sich von der ursprünglichen Buddha-Lehre mehr oder weniger weit entfernt haben.

Einen Überblick über die Geschichte des Buddhismus und die verschiedenen Schulen kann man sich durch das folgende Buch verschaffen:

Schumann, Hans Wolfgang: Handbuch Buddhismus. Die zentralen Lehren: Ursprung und Gegenwart. Diederichs/Hugendubel 2000.

Bücher zu Meditation und Achtsamkeit gibt es inzwischen fast wie Sand am Meer. In den vorigen Kapiteln habe ich bereits genannt:

Kabat-Zinn, Jon: Gesund durch Meditation. O. W. Barth 2005/Knaur 2019. (Orig.: Full Catastrophe Living. Bantam Books 1990/2013.)

Kornfield, Jack: Frag den Buddha und geh den Weg des Herzens. Kösel 1995 (Neuausgabe 2017).

Beide gehören heute zu den Klassikern. Lesenswert sind sie allemal. Ob du damit glücklich wirst, musst du wie bei allen anderen Büchern selbst feststellen.

Um die Buddha-Lehre wirklich zu verstehen, lohnt es sich, Buddhas Lebensweg sorgfältig zu betrachten. Seine Biografie ist nicht nebensächlich, wie manche meinen, sondern für das Verständnis seiner Lehre, ihr Wie und Warum, äußerst aufschlussreich. Drei Bücher möchte ich hervorheben:

Kantowsky, Detlef, und Saß, Ekkehard (Hg.): Gotama Buddha. Mein Weg zum Erwachen. Eine Autobiographie. Benziger 1996.

Armstrong, Karen: Buddha. Claassen 2004.

Schumann, Hans Wolfgang: Der historische Buddha. Diederichs 2004.

Wie gesagt, das Neueste ist im Buddhismus nicht unbedingt das Beste. Die meisten buddhistischen Bücher veralten nicht, weil die Lehre zeitlos ist. Eher ist es eine Frage, ob man an ältere Ausgaben noch herankommt. Hier leisten viele buddhistische Zentren Großes, indem sie eine oft sehr gut sortierte Bibliothek angelegt haben. Die Hilfsbereitschaft ist dort meist vorbildlich. Eine weitere Möglichkeit, vergriffene Titel doch noch lesen zu können, bietet das Internet. Nicht nur bei Amazon findet man unter den gebrauchten Büchern seltene Exemplare, sondern beispielsweise auch bei ZVAB (www.zvab.com), dem Zentralen Verzeichnis Antiquarischer Bücher.

Seit meiner Kindheit bin ich ein leidenschaftlicher Leser. Doch wenn man das Ziel der Buddha-Lehre erreichen will, zählt weniger das unterhaltsame Lesen als die eigene Erfahrung. An der Lehre Buddhas gefällt mir wie an keiner anderen, dass der Gründer sich nicht zur höchsten Autorität erklärte, sondern im Gegenteil seine ZuhörerInnen darauf verwies, sich nach ihren eigenen Erfahrungen zu richten. Was ihnen guttat, sollten sie beibehalten. Was ihnen schadete, sollten sie lassen.

In gewisser Weise ist dies das wichtigste Prinzip der gesamten Lehre. Nicht Buddha ist wichtig, nicht seine Reden und keine buddhistische Schule, kein Achtsamkeitslehrer und kein Meditationskurs. Was zählt, ist allein, ob du es schaffst, dich vom Leiden zu befreien und dauerhaft zu Glück und innerem Frieden zu finden. Wenn dir das gelingt, ist die Quelle zweitrangig.

Danke

Bei Büchern geht es aus meiner Sicht nur um die LeserInnen. Sie sind ihr einziger Zweck. Wenn dir dieses Buch eine Hilfe auf deinem Weg war, würde ich mich freuen, von dir zu hören. Auf meiner Website www.thomashohensee.de findest du ein Kontaktformular, mit dem du mir schreiben kannst.

Ich danke dir für deine Aufmerksamkeit.

Mögest du so glücklich werden wie Buddha!

Über den Autor

Thomas Hohensee ist mit rund einer halben Million verkaufter Bücher einer der erfolgreichsten deutschsprachigen Autoren. Zu seinen Bestsellern gehören die Titel »Gelassenheit beginnt im Kopf«, »Glücklich wie ein Buddha« und »Entspannt wie ein Buddha«.

Wie Buddha ist er davon überzeugt, dass jeder Mensch die Fähigkeit besitzt, ein glückliches Leben zu führen. Damit die Lehre des Buddha verständlich wird, hat Thomas Hohensee sie in seinen Büchern in eine zeitgemäße Sprache übersetzt, von allen dogmatischen Einschränkungen befreit und mit den neuesten, wissenschaftlich bestätigten Erkenntnissen der kognitiven Verhaltenswissenschaften verbunden.

In der Reihe seiner Buddha-Bücher sind bisher erschienen:
Glücklich wie ein Buddha
Der Buddha hatte Zeit
Erleuchtung in sieben Tagen: Das große Versprechen des Buddha
Entspannt wie ein Buddha
10 Dinge, die jeder von Buddha lernen kann
Buddhas Glücksformel für ein erfülltes Leben

Infos über Coaching, Seminare und Ausbildung:
www.thomashohensee.de